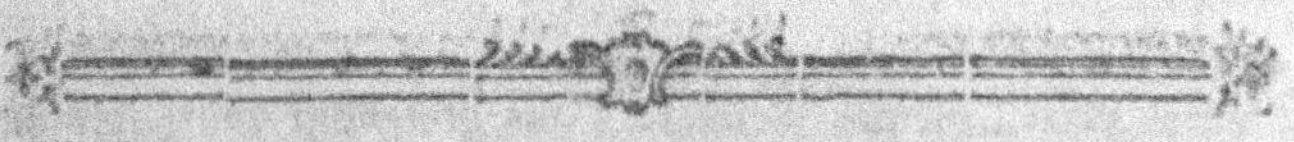

REPLIQUE

AU DOCTEUR M. HALLÉ,

MEMBRE DE LA SOCIÉTÉ ROYALE DE MÉDECINE DE PARIS;

Au sujet d'un Ouvrage de sa composition, ayant pour titre : *Recherches sur la nature & les effets du Méphitisme des fosses d'aisance*, in-8°. de 184 p. 1785.

Par M. JANIN DE COMBE-BLANCHE,

Ecuyer, Membre de plusieurs Académies, & du College Royal de Chirurgie de la Ville de Lyon.

On n'admet en Physique que des faits, des expériences, des résultats, desquels on puisse juger par le rapport des sens extérieurs.

Rapp. de la S. R. de Méd. sur le Magnétisme animal 1784, p. 4.

IL vous a fallu long-temps, mon très-grave Docteur, avant que de répondre à mes lettres justificatives. Il paroît par votre ouvrage qu'elles vous ont donné de l'inquiétude. Vous avez cru la calmer en vous faisant imprimer. Mais vous auriez dû prévoir qu'en me provoquant de nouveau au combat, je n'étois pas homme à reculer, & que je me ferois toujours gloire de défendre la vérité. Vous m'attaquez, Docteur, & vous n'avez pas osé attaquer aucune des preuves, aucune des autorités que j'ai opposées à mes adversaires. Quelle modération! Cependant, pour avoir l'air d'avoir raison, vous avez fait une brochure de 184 pages, divisée en deux parties. Dans la premiere vous faites, dites-vous, l'histoire de l'Antiméphitique. Mais peut-on qualifier d'histoire un écrit qui ne dit pas un mot du témoignage que des hommes illustres ont rendu de mes succès? Peut-on être historien, lorsqu'on défigure tous les faits? Peut-on être historien, lorsqu'on est convaincu de la partialité la plus outrée? Peut-on être historien, quand on a une plume qui distille le fiel, quand elle accumule les contradictions & les inconséquences? Vous avez peut-être cru par là captiver le suffrage de vos lecteurs? Quelle maniere de les persuader! La seconde partie est bien digne de la premiere.

Mêmes vices, mêmes défauts. Vous prétendez avoir fait des *recherches sur la nature & les effets du Méphitisme*, & lorsqu'on a lu les 69 pages que vous y avez destinées, on est fort étonné de n'y trouver rien de neuf; on y voit seulement que vous avez beaucoup raisonné, beaucoup comparé, & que vous vous êtes perdu dans le labyrinthe que vous vous êtes fabriqué vous-même. C'est alors que rentrant en vous-même, vous avez été forcé de convenir que vous *ignorez* absolument *la nature* de ce que vos grandes lumieres avoient entrepris de définir. C'est ainsi que vous avez voulu contester dix années de recherches que j'ai faites. C'est ainsi que vous avez voulu contester *des faits, des expériences & des résultats.* Et c'est ainsi que vous avez voulu combattre mes lettres justificatives. Quant aux notes que vous avez jointes à votre ouvrage, elles n'ont servi qu'à mieux embrouiller le texte. Quelle étrange maniere d'éclairer la vérité! Dans cet état de cause que dois-je faire? anéantir vos objections par vos propres écrits; vous prouver que vous n'êtes jamais d'accord avec vous-même, si bien que vous contestez ce que vous m'accordez. D'où provient cette discordance? Je trouve l'explication de cette énigme dans *Milton*. Selon cet homme célebre, un ennemi *trahit souvent la vérité; il dit, il se dédit, il feint, il biaise, il déguise les choses.* (1) On ne doit donc pas s'en rapporter à celui qui souffle le froid & le chaud; à celui qui veut envelopper les objets les plus évidents, d'épaisses ténebres; à celui qui affirme & qui nie le même fait. Convenez, très-véridique Docteur, que la discordance ne fait pas l'éloge de celui qui y a recours. Ceux qui ont en horreur le mensonge savent que la vérité n'est qu'une: ils savent qu'elle est lumineuse, que sa marche est ferme, droite, & jamais chancelante; ils savent que la vérité ne fréquente point les sentiers obliques & tortueux: la contradiction n'est pas son langage, car elle deteste l'imposture. En un mot, la vérité ne fait point son séjour dans le gouffre des passions humaines. *Et si la fortune des vérités est plus lente*, a dit un de vos confreres, *aussi elle est plus solide que celle des erreurs.* C'est donc à la vérité seule qu'il faut avoir recours.

O toi vérité sainte! . . . .
Qui graves sur l'airain tes décrets éternels,
Descends, apporte-moi tes crayons immortels.

THOMAS.

C'est pour toi seule que je combats; mon objet est de coopérer au bonheur de la pauvre humanité. Apres t'avoir invoquée, céleste déité, j'entre dans l'arêne.

Eh bien, grand Docteur! comment pourrai-je acquérir l'honneur de votre estime? C'est en faisant écrouler toutes vos

(1) Paradis perdu, T. II, p. 356.

objections, & cela en les frappant de vos propres écrits, mais auparavant, voyons ce que vous m'accordez ; c'est le seul moyen de nous entendre.

Faits avoués par M. Hallé, en 1785.

Je vous fais bon gré, Docteur, des aveux très-multipliés que vous avez fait imprimer ; il me suffit de rappeller ici les principaux. Je vois avec satisfaction : 1°. que vous n'avez pu contester aucune des autorités que j'ai opposées aux détracteurs de ma découverte. Voilà déja un grand avantage en faveur de la cause que je défends. 2°. Vous convenez que votre fameux *détail* n'est pas exact ; il ne peut l'être, puisque vous affirmez qu'il y a *erreur*, p. 151. 3°. J'ai publié que l'*homme s'est noyé* dans la fosse : vous en convenez, pag. 51, 54, 94, 130 & 151. Donc le *détail* n'avoit pas annoncé la vérité, puisqu'on y a présenté la fosse à sec, par le mot *ramasser*. p. 18. 4°. Je me suis plaint avec juste raison de la soustraction *des procès-verbaux*, & de ce qu'on y avoit substitué un extrait sous le titre de *détail exact*, tandis qu'il est plein d'inexactitudes : vous répondez à cela, que les *procès-verbaux sont entre vos mains*, p. 143. Et voilà précisement de quoi je me plains, il falloit les faire passer dans celles du public. 5°. J'ai dit qu'il étoit inoui que des commissaires aient declaré & signé, qu'*ils avoient été témoins de mes expériences*, tandis qu'il est prouvé par le *détail* même, que le plus grand nombre étoient absents ; à cela vous n'avez su que répondre. 6°. J'ai prouvé que le Méphitisme putride est alkalin, & qu'il se manifeste par une *odeur infecte* : vous en convenez, p. 57, 80, 151, 154, &c. 7°. J'ai déclaré & prouvé par les expériences décrites dans le *détail*, que le vinaigre avoit neutralisé le Méphitisme de la fosse de l'hôtel de la Grenade, vous en êtes si bien d'accord, que vous affirmez, que *les lumieres & les animaux* vous avoient mis dans le cas de n'*appréhender rien*, p. 51, 83, &c. 8°. J'ai soutenu que *là où la lumiere brûle & les animaux respirent*, il n'y a point *de gaz dangereux* : vous en convenez. *ibid.* 9°. J'ai dit, & cela d'après l'observation de tous les siecles & de toutes les nations, que, là où un homme a péri par l'effet du Méphitisme, tous ceux qui vont à son secours, sont les victimes de leur zele : vous avez confirmé cette vérité par des faits pris d'un mémoire de *M. Cadet*, p. 159, & *suiv.* 10°. J'ai prouvé par les propres paroles du *détail* que l'homme qui s'est noyé dans la fosse, n'y est tombé que par la frayeur : vous avez eu l'attention, très-obligeant Docteur, d'ajouter à mes preuves les signes qui se sont manifestés sur cette pauvre victime, de maniere qu'il est démontré qu'il a péri par la frayeur, p. 51, 56, 57, 131, &c. 11°. J'ai déclaré que le vinaigre neutralise le gaz alkalin, qui de sa nature est inflammable : vous avez vérifié qu'*il n'en existoit point dans la fosse*, p. 88. 12°. J'ai prouvé que les matieres putrides ne fournissent point *de foie de soufre* : vous avez mis cette vérité dans toute son évidence, p. 85, 86, &c. 13°. J'ai soutenu qu'il est faux que le vinaigre dégage des gadoues *du gaz crayeux* : vous avez démontré que j'ai raison, p. 88. 14°. J'ai dit dans mon Antiméphitique & dans mes lettres, que *le vinaigre*, *le lait de chaux*, *& la litiere de cheval* remédioient au Méphitisme : vous l'avez contesté, & après l'avoir contesté, vous avez déclaré que *ces moyens sont suffisants pour procéder à la vuidange des fosses les plus Méphitiques*, p. 123. 15°. J'ai prouvé que les débris des cadavres augmentent l'intensité du Méphitisme : vous l'avez affirmé, p. 110, &c. 16°. J'ai dit & je ne cesse de soutenir, que vous avez mis ma découverte aux plus rudes épreuves : vous en êtes d'accord. *Ibid.* 17°. J'ai démontré par une multitude de faits que les alkalis caustiques augmentent l'énergie du Méphitisme : vous m'avez fourni de nouveaux faits, p. 111, &c. Ainsi, Docteur, nous voilà d'accord sur tous les faits que j'ai publiés. Bien plus, vous avez déclaré que, *l'efficacité* SURPRENANTE *du vinaigre pour dissiper le Méphitisme, c'est-à-dire, la mofete meurtriere des fosses d'aisance pendant leur vuidange, appuyée de dix ans d'épreuves dirigées spécialement vers cet objet, donnoit un* PRIX CONSIDÉRABLE *aux travaux de M. Janin ; & si le succès répondoit aux espérances qu'il en faisoit concevoir, il pouvoit se flatter d'être l'Auteur d'une découverte aussi honorable pour lui qu'avantageuse pour l'humanité*, p. 9. Mais, après être convenu que ma découverte a répondu aux espérances que j'en avois fait concevoir, vous n'avez pas moins conçu le projet de me chicaner sur tous les faits que vous m'accordez ; quel peut être le sujet de votre conduite à mon égard, sur-tout après vous être déclaré vaincu sur tous les points ? Comment se peut-il qu'un grave Docteur affirme & nie en même-temps les mêmes faits ? Vos recherches vous ont-elles démontré que les agens que j'ai découverts, produisent des effets opposés à ceux que j'ai annoncés ? Enfin, vous ont-elles démontré que l'homme qui s'est noyé dans la fosse, n'y est pas tombé par la frayeur ? C'est à vos propres écrits que j'en appelle ; c'est par vos propres paroles que je vais prouver que j'ai dit la vérité sur tout ce que j'ai publié ; c'est par vos propres paroles que je vous prouverai, Docteur, que toutes les difficultés que vous m'avez élevées ne sont que des chicanes : chicanes démenties par vos propres arguments, démenties par les faits mêmes que vous invoquez, démenties par vos propres expériences ; enfin, démenties par les conséquences que vous en avez déduites. Quant à moi :

Je consens que chacun me guette,
Mais quand j'ai dit la vérité,
Je dois mener à la baguette
L'envie & l'incrédulité.

M. de Piis, Journal de Paris, 29 Mai 1784.

Pour cet effet, il faut examiner, 1°. ce que c'est que le Méphitisme. 2°. Comment on peut connoître la présence du Méphitisme, afin d'en éviter les dangereux effets. 3°. De quelle nature est le Méphitisme. 4°. Si les moyens que j'ai découverts & annoncés comme Antiméphitiques ont produit leur effet. 5°. Si les fosses qu'on a soumises à mes expériences étoient réellement Méphitiques. 6°. Si l'homme qui est tombé dans la fosse y a péri par le Méphitisme. 7°. A quel signe certain on peut connoître qu'un homme a été asphyxié par une vapeur Méphitique quelconque. 8°. Quelle a été la cause de la chûte de l'homme dans la fosse. 9°. S'il est vrai qu'on a effrayé ce pauvre malheureux. 10°. S'il s'est noyé réellement dans la fosse. 11°. Dans quel état étoit cet infortuné lorsqu'on l'eut retiré de la fosse. 12°. Enfin, si on a donné à cette pauvre victime les secours nécessaires pour la rappeller à la vie. J'espere, Docteur, qu'après cette discussion vous n'aurez plus rien à me dire.

Du Méphitisme.

M. Janin, dites-vous, *a appliqué indistinctement le mot de Méphitisme A L'ODEUR & aux exhalaisons réellement mortelles*, p. 11. Et crainte qu'on ne vous ait pas compris, vous avez fait une grande note, que voici. *Les mots Méphitisme, d'infection, de mauvaise odeur, &c. ont donné lieu à des équivoques, dont M. Janin A ABUSÉ évidemment*, pag. 146. Et de quoi ai-je abusé ? J'ai dit & je ne cesserai de répéter, que ces mots sont synonymes : or, s'ils le sont, qui, de vous ou de moi, Docteur, a *abusé* de la crédulité publique ? c'est à votre propre conscience que j'en appelle. Parlez.

Le mot Mephitis, a été appliqué INDISTINCTEMENT par les anciens & par les modernes, *à toutes les émanations malfaisantes ET INFECTES, soit qu'elles répandissent au loin des maladies, soit qu'elles tuassent sur-le-champ ceux qui avoient le malheur d'y être exposés*, p. 147. Donc d'après votre propre aveu, je me suis servi des termes connus de tous les chymistes & de tous les physiciens, pour désigner les exhalaisons pernicieuses & mortelles. Je n'ai donc *abusé* de rien ? tandis que vous, Docteur, vous *abusez* de ma patience depuis quatre ans.

Or, M. Janin a commencé par comprendre à la fois sous

le nom de Méphitisme , *L'ODEUR FETIDE & le gaz Méphitique* ; *il y a compris aussi L'ALKALI VOLATIL PUTRIDE* , *le gaz inflammable* , *&c. jusques-là il avoit encore LE DROIT de faire du mot Méphitisme UN MOT GÉNÉRAL. Ibid.* Eh bien ! j'ai donc raison , & vous avez tort de m'élever à ce sujet la moindre difficulté. *Mais M. Janin réunissant ainsi sous une même dénomination générique* , *plusieurs substances très-différentes & opposées par leur nature* , *de la destruction de l'une il ne pouvoit point déduire la destruction de l'autre* , *ibid.* Ah Docteur ! vous faites ici une lourde méprise ; car, je n'ai parlé dans mes ouvrages que des substances putrides : & vous prétendez que j'ai confondu des substances opposées par leur nature ; auriez-vous voulu faire croire que les matieres en putréfaction sont composées de plusieurs substances opposées par leur nature , & que de la destruction de l'une je ne pouvois pas déduire la destruction de l'autre ? Alors il falloit le prouver ; car , il ne suffit pas de dire que ma découverte détruit une partie du Méphitisme , & qu'elle ne peut détruire l'autre : des mots ne signifient rien ; où est la preuve de ce que vous dites ? Les allégations n'ont jamais été des démonstrations en physique : faut-il apprendre à un Docteur qu'on ne doit rien avancer qu'on ne soit en état de le prouver *par des faits* , *par des expériences* , *par des résultats desquels on puisse juger par le rapport des sens extérieurs ?* C'est ainsi que l'a exigé la Société de Médecine, lorsqu'elle a voulu combattre le Magnétisme animal ; & vous , au contraire , vous contestez des faits dont vous avez jugé vous-même par le rapport de vos sens , & vous les contestez par des idées vagues : en un mot , en me faisant dire ce que je n'ai pas dit. Il falloit démontrer que le Méphitisme putride est composé de différents gaz opposés par leur nature ; il falloit démontrer que tel gaz est neutralisé par l'acide , & que tel autre gaz putride ne le pouvoit pas ; mais sans entrer dans cette discussion , vous vous êtes flatté qu'en matiere grave, vous seriez cru sur votre parole , tandis qu'elle est démentie par vous-même ; il faut vous en convaincre.

Cependant M. Janin , *regardant L'ODEUR fétide comme inséparable du Méphitisme & comme le Méphitisme lui-même* , *de la destruction DE L'ODEUR par le moyen du vinaigre il a conclu la destruction de tout ce qui appartient au Méphitisme* , *c'est-à dire* , *non seulement la neutralisation de l'alkali volatil QU'ON POURROIT LUI ACCORDER* , *mais encore, ce qui est contraire à l'expérience* , *la destruction du gaz Méphitique* , *ibid.* Et où est donc cette expérience , qui prouve qu'en neutralisant l'alkali volatil putride , on ne neutralise pas le gaz Méphitique ? Quoi ! toujours des allégations & jamais des preuves. Mais à quoi donnez-vous donc le nom de Méphitisme ? *A cette propriété qu'ont les vapeurs de porter une atteinte subite aux fonctions essentielles de la vie. C'est dans cette propriété que consiste le caractere distinctif du Méphitisme. Quelque désagréables que puissent être les émanations d'une fosse, si elles n'ont pas cette propriété elles ne sont pas réellement Méphitiques. LES MALADIES même que peut causer par l'altération successive des humeurs, l'émanation putride des matieres corrompues, ne caractérisent point le Méphitisme*, p. 148. Que vous êtes difficile, Docteur ? Quoi ! l'altération successive des humeurs ne prouve pas que les émanations putrides sont très-Méphitiques ? Mais cette altération générale conduit le malade au tombeau. Donc les émanations putrides portent atteinte *aux fonctions essentielles de la vie* ; donc l'odeur infecte porte le caractere que vous exigez ; elle est donc très-Méphitique ? Un savant Docteur compteroit-il pour rien de garantir tous les habitants d'un quartier des émanations putrides des fosses ? Compteroit-il pour rien de les garantir de l'*altération successive de leurs humeurs* ? Compteroit-il pour rien d'empêcher les gens d'être malades & d'en mourir ? Il en faut convenir, votre idée est admirable ; elle fait l'éloge de votre cœur, & de votre amour pour l'humanité ; elle prouve sur-tout l'étendue de vos connoissances. Désormais les personnes qui seront malades par les émanations putrides célébreront vos louanges ; elles vous auront la plus insigne obligation de leur avoir appris que l'*altération successive de leurs humeurs*, ne provenant pas du Méphitisme, elles peuvent mourir avec cette belle idée : quel sujet de consolation ! Il faut, Docteur, être aussi savant que vous l'êtes pour avoir pu faire une si singuliere découverte : elle fait honneur à votre sagacité ; car vous avez prouvé par un argument captieux, qu'il ne vaut pas la peine de se servir de l'Antiméphitique, puisque l'*altération successive des humeurs* & la mort qui en résulte, est d'une très-petite conséquence. C'est ainsi qu'un grand Médecin a voulu le faire entendre ; qui pis est, il l'a fait imprimer. Ah Docteur ! quel coup foudroyant votre science vient de porter à l'Antiméphitique !

Comment connoître la présence du Méphitisme provenant des matieres en putréfaction ?

Le Méphitisme putride se manifeste à l'odorat, & l'on reconnoit le degré de son intensité en y exposant des animaux & des lumieres. Vous savez, Docteur, que :

Les voyageurs sans guide assez souvent s'égarent. Boil.

Preuves que l'on connoît le Méphitisme par l'odorat.

Vous avez déclaré, très-prévoyant Docteur, que le Méphitisme annonce sa présence *par une* ODEUR PUTRIDE, *fade & nauséabonde; cette odeur* funeste *frappa* vos nerfs olfactifs, & causa le plus grand *désordre dans les fonctions essentielles de votre vie* : au point que *vous fûtes près de vous trouver mal.* Vous avez consigné ce fait dans le T. 3, des Mémoires de la Société de Médecine, p. 492 & 506. Depuis lors vous avez fait d'autres expériences desquelles vous avez conclu qu'il est démontré, que *le Méphitisme se manifeste par* UNE ODEUR INFECTE & *Nauséabonde, par* UNE ODEUR FADE; & crainte d'équivoque vous l'avez répété aux pag. 57, 80, 90, 91, 95, 152, 154, 159, &c. de votre nouvel écrit; quelle prévoyance! Et afin que personne n'en prétende cause d'ignorance, vous appellez en témoignage de cette vérité, *M. Cornette, ibid.* & le *sieur Verville, Inspecteur des ouvriers du Ventilateur*, p. 57. Enfin, vous appellez en témoignage *les gens qui ont éprouvé le plus souvent l'influence du Méphitisme*, p. 80. Eh bien! voyons ce qu'ils ont dit. Or, le *sieur Verville*, assurez-vous, vous a attesté qu'*on reconnoît la présence du Méphitisme à une odeur infecte*, p. 57. *M. Gardane*, votre confrere, qui s'est spécialement occupé du Méphitisme, de sa nature, & de ses effets, vous declare, qu'*on connoît* SUFFISAMMENT *la présence du Méphitisme des fosses d'aisance par* L'INFECTION (1), & vous savez, très-savant Docteur, qu'infection & puanteur sont synonymes. Vous savez que c'est le signe indubitable du Méphitisme; & vous le savez si bien que vous en convenez. Ainsi, point de difficulté. Venons donc à d'autres preuves. *MM. Cadet, Laborie & Parmentier*, vos bons amis, déclarent, que *les Vuidangeurs reconnoissent la présence du Méphitisme* A UNE ODEUR, que ces grands Chymistes confessent *avoir été à portée plusieurs fois* DE SENTIR; *ils ont distingué*, assurent-ils, *une certaine* FADEUR *qui se méloit* A L'ODEUR INFECTE. *Ils déposent que cette vapeur est si malfaisante, que toutes les fois qu'ils l'ont respirée, elle leur a causé une toux seche, un chatouillement fatigant du gosier, de la gêne dans la respiration*, LE NEZ PRIS, *ce qui étoit suivi la nuit d'un sommeil interrompu & troublé par des songes les plus désagréables.* (2) Cela est confirmé par ce qu'a publié l'Académie, & notamment *MM. Lavoisier, Fougeroux & de*

(1) Catéch. sur les Asphyxies, p. 45.
(2) Obs. sur les fosses d'aisance, p. 13.

Milly; ils attestent, *qu'ils connoissent plusieurs personnes, qui, lorsqu'elles sont exposées à ces ODEURS INFECTES, se trouvent mal, & leur santé est dérangée, plus ou moins de temps suivant la proximité & l'intensité de L'ODEUR.* (1) *L'odeur* porte donc atteinte aux principes de la vie; car, la prolongation de la vie dépend de la santé. Or, vous avez éprouvé, Docteur, combien *les odeurs infectes* sont dangereuses; un instant de plus vous étiez asphyxié, & cela pour avoir seulement respiré une petite quantité d'urine en putréfaction. *L'odeur putride* est si dangereuse, que pour le prouver vous rappellez le funeste événement arrivé aux ouvriers de *M. Cadet* dans l'égout de la porte S. Antoine: *quelques voisins* de ce foyer de putridité, assurez-vous, *furent très-incommodés* PAR CETTE ODEUR. *Un homme & une femme ressentirent des douleurs de tête & d'estomac, des coliques* ET DES CONVULSIONS, p. 162. Qu'on dise après cela que la puanteur n'est pas Méphitique? Ce ne sera pas vous, savant Docteur; car vous en convenez. Il ne faut donc pas être étonné, si les Commissaires de l'Académie & de la Société de Médecine, n'ont pu connoître l'intensité du Méphitisme qu'à l'*odeur*; il ne faut pas être étonné si toutes leurs recherches, toutes leurs expériences n'ont eu pour objet que *de constater exactement* l'intensité *de l'odeur.* En effet, on lit dans leur *détail; qu'à chaque tinette qu'on remplissoit, M. Fougeroux avoit l'attention d'en constater exactement L'ODEUR, & M. Hallé a fait les mêmes épreuves*, p. 16. Donc toutes vos recherches, très-clair-voyant Docteur, n'ont eu pour objet que l'*odeur.* Donc on peut vérifier l'intensité de l'*odeur* avec *le nez.* Donc vous n'aviez d'autre signe pour connoître la présence du Méphitisme que l'*odeur.* Cela est si vrai, que vous confessez que, *quand on a été à la dix-neuvieme tinette* de la vuidange de la fosse de l'hôtel de la Grenade, vous & vos collegues *avez été CURIEUX d'examiner SI L'ODEUR se répandoit à quelques distances de la maison.* Vous declarez avoir vérifié & bien constaté que, *dans la piece du raiz-de-chaussée, on ne sentoit d'autre ODEUR que celle du vinaigre; dans la rue vous avez trouvé l'air frais & AUCUNE ODEUR, & les environs de la maison à une certaine distance n'avoient qu'une ODEUR fort légere. Dans la Cave L'ODEUR du vinaigre dominoit par-tout.* C'est ainsi que vous l'avez déclaré & attesté, p. 48. Vous auriez dû y ajouter, pour plus grande exactitude, qu'il n'y avoit *aucune odeur dans la rue*, malgré qu'on y eût assemblé 19 tonneaux pleins de gadoues qu'on avoit extraites d'une fosse,

(1) Rapp. de l'Acad. des Sciences de Paris, 1778, p. 68.

contenant des cadavres, p. 42. Pourquoi donc l'avez-vous oublié ? Il résulte de tous ces faits que le Méphitisme se manifeste dans tous les dépôts de putridité par la puanteur ; il résulte que tous les nez sont compétents pour connoitre la presence du Méphitisme & du danger de s'y exposer. On ne peut en douter, car vous assurez qu'*un jeune homme frappé D'UNE ODEUR INFECTE en fut incommodé. Le sieur Verville lui dit, ce que VOUS SENTEZ EST LE MÉPHITISME : en même-temps* le sieur Verville *s'en approcha pour s'en assurer*, car il est fort curieux. *A peine eut-il SENTI qu'il fut renversé*, p. 57. Jugez de là combien *les odeurs infectes* sont dangereuses, & combien elles sont Méphitiques. Certainement on doit s'en rapporter à un nez aussi exercé que celui du *sieur Verville*, *Inspecteur* général *des ouvriers du Ventilateur :* d'autant plus que vous avez fait, Docteur, l'éloge de son *intelligence*, p. 139. Tant vous êtes l'admirateur de l'*intelligence* qu'a manifestée le *sieur Verville*, pendant mes expériences.

Vous voyez, Docteur, que j'étois fondé sur l'expérience, lorsque j'ai annoncé dans mon Antiméphitique, & dans mes Lettres justificatives, que les *odeurs infectes* sont très-Méphitiques ; je l'ai prouvé par une multitude de faits & d'autorités, je puis donc y joindre la vôtre, grave Docteur ; je puis y joindre celle du *sieur Verville*, le Ventilateur ; celle de l'Academie & de vos Collegues. A tant de témoignages, je dois y joindre celui de la Société R. de Médecine ; elle a publié que le célebre Haller *a eu plusieurs fievres putrides pour avoir été exposé A L'ODEUR des cadavres.* (1) Ah ! s'il existe encore des incrédules sur les funestes effets des *odeurs putrides*, je les invite à lire les ouvrages des célebres *Frenel*, *Morton*, *Huxam*, *Lind*, *Paré*, *Poupard*, *Pringle*, *Zimmermann*, *de Boissieux*, *Goudard*, *Dionis*, *Quesnay*, *Haguenot*, *Sauvages*, *Van-Swieten*, *de Lasonne*, *Ramazini*, *Piatoli*, *Macquer*, *Maret*, *Beaumé*, & ceux de quelques autres grands hommes, qui ont consacré leurs veilles au bonheur de la pauvre humanité ; alors ils seront convaincus de la nécessité qu'il y a de rémedier aux odeurs putrides.

Preuves que les lumieres & les animaux sont des indices certains pour connoître le plus haut degré du Méphitisme, & du danger de s'y exposer.

Vous avez déclaré dans le fameux *détail*, très-prévoyant Docteur, que *les lumieres & les animaux sont les moyens les plus connus jusqu'ici POUR CONSTATER l'état des gaz dangereux :* en conséquence, *les Commissaires de l'Académie &*

(1) Hist. de la Soc. R. de Méd. de Paris, p. 87.

de la Société de Médecine, *ont introduit ces moyens dans les fosses*, *à différents temps pendant le travail*, p. 11. Ils ont déclaré, que *les lumieres ont bien brûlé*, p. 4, 10, 13, 14, 16 & 21. Ils ont déclaré, que *les oiseaux & le cochon d'inde en ont toujours été retirés bien portants*, p. 10, 14 & 21. Quelle conséquence avez-vous tirée, Docteur, de toutes ces épreuves ? Vous avez été forcé d'imprimer ces paroles remarquables : *on n'appréhendoit rien*, p. 51. Donc les lumiéres & les animaux sont des indices certains *pour constater l'état des gaz dangereux* ? Donc là où les animaux respirent & où les lumieres brûlent on ne doit *appréhender rien*. C'est ainsi que vous l'avez déclaré. Reste à savoir si la lumiere peut résister au premier degré du Méphitisme. Personne ne peut m'en instruire mieux que vous, Docteur, qui avez fait nombre d'expériences sur cet objet. Si je les transcrivois toutes ici, elles fairoient une trop longue digression. Je me fixe seulement à celles que vous avez faites en 1774, c'est le seul moyen de prouver combien vous êtes conséquent. Or, en 1774, *vous êtes descendu dans un caveau de l'Abbaye de Montmartre, après avoir allumé, au haut de l'escalier qui y conduit, une petite bougie, elle s'éteignit au milieu de l'escalier ; vous la ralumâtes AVEC BEAUCOUP DE PEINE, elle s'éteignit encore, la flamme disparoissoit en s'élevant au-dessus de la méche. Vous répétâtes*, assurez-vous, *plusieurs fois cette expérience, & vous observâtes TOUJOURS le même phénomene.* L'extinction de la lumiere est donc un signe de la présence du Méphitisme ? Néanmoins vous affirmez *que vous n'éprouviez aucune gêne dans la respiration, non plus qu'aucun des assistants.* Enfin, vous déclarez que *le Suisse* de cette Abbaye, vous a dit ; *qu'il a vu SOUVENT la bougie s'éteindre en cet endroit* ; il a vu aussi, *que souvent il arrivoit qu'au moment où beaucoup de gens se présentoient pour descendre, personne ne le pouvoit, parce qu'il étoit impossible de tenir* LES FLAMBEAUX ALLUMÉS, p. 156, *& suiv.* Qu'avez-vous conclu de toutes ces expériences ? *Cette VAPEUR est probablement de la nature* DES GAZ, *cependant on n'a JAMAIS entendu parler d'aucun accident arrivé dans ce caveau. ibid.* Donc la lumiere d'une bougie ne peut point résister au premier degré du Méphitisme : tandis qu'un homme, même plusieurs y respirent tout à leur aise ; vous l'avez éprouvé, vérifié, & bien constaté, si bien que vos expériences sont sans replique ; & tandis que vous les avez publiées, vous avez voulu répandre des nuages sur les preuves que j'ai tirées de ce que *les animaux ont* toujours *été retirés bien portants* des fosses qu'on a soumises à mes expériences. Vous avez voulu répandre des nuages sur les preuves que j'ai tirées de ce que *les lumieres y ont bien brûlé.* Quoi, Docteur ! votre intention auroit été de renverser les expériences les plus évidentes de la physique expérimentale ? Et vous l'auriez voulu après l'avoir vérifié, constaté & fait imprimer ? Ah, que vos subterfuges sont pitoyables ! car, si où la lumiere s'éteint, l'homme y respire librement, à plus forte raison il respirera là où *la lumiere brûle très - bien.* Aussi *M. Cadet* a publié dans son Journal, que *là où la lumiere brûle, il n'y a point de danger*, & il n'a fait que répéter le langage de tous les Chymistes & de tous les Physiciens, jusqu'à celui de la Société Royale de Médecine; elle n'a cessé de répéter dans tous ses écrits, que, *là où la lumiere brûle, on peut* Y DESCENDRE SANS COURIR AUCUN DANGER. Vous en convenez vous-même, Docteur; *on n'appréhendoit rien*, assurez-vous, dans la fosse de l'hôtel de la Grenade ? Pourquoi cela ? parce qu'*il y avoit peu d'instants que du papier avoit brûlé facilement dans la fosse*, p. 51. Je crains que cette discussion ne vous fatigue, Docteur. Passons donc à un autre objet, il pourra peut-être vous être plus agréable.

De quelle nature est le Méphitisme des matieres en putréfaction ?

J'ai dit dans mon Antiméphitique, & j'ai prouvé dans mes Lettres justificatives, que ce Méphitisme est de nature alkalescente, & qu'il est si puissamment septique, qu'il corrompt tout ce qui est à portée de son influence; enfin, j'ai prouvé qu'il peut éteindre le principe vital : tandis que vous, Docteur, vous contestez cette vérité. Par-là vous contestez un des principes les mieux démontrés de la Chymie, & vous le contestez malgré une multitude de faits & d'autorités que j'ai opposées à mes antagonistes. Ces faits & ces autorités ont été à leurs yeux si victorieuses, que je les ai réduits à un morne silence; vous seul, brave Docteur, avez cru m'intimider en déployant votre étendard, & vous n'avez pas fait attention que vous aviez en main l'étendard de la discorde ; par conséquent peu propre à faire des progrès, & incapable d'en imposer aux gens instruits. Venons au fait, & voyons si le Méphitisme putride est de nature alkaline.

Rappellez-vous que le cimetiere des SS. Innocents a occasionné, à différentes époques, des plaintes sur les pernicieux effets de la puanteur qui s'en exhaloit. Le Parlement & l'Académie s'occuperent de cet objet, aussi il y a eu nombre de rapports dressés à ce sujet. Enfin, la Société de Médecine a cru cet objet digne de son attention ; elle a nommé à son tour des commissaires, & a reçu avec empressement les mémoires qu'on a bien voulu lui communiquer ; de ce nombre on distingue celui de *M. Cadet*, par lequel il est prouvé & démontré que l'*alkali volatil putride* est la cause immédiate du danger que courent ceux qui s'y exposent. Or, écoutez, Docteur, ce que dit à ce sujet la Société de Médecine dans son rapport du 19 Juin 1778. *M. Cadet*, dit-elle, *cite pour appuyer son sentiment les expériences tentées en 1737, par MM. Lémery, Geoffroi & Hunaud, Membres de l'Académie Royale des Sciences de Paris: ces Académiciens ont retiré de la terre du cimetiere en question BEAUCOUP D'ALKALI VOLATIL; leur rapport est du 22 Juin 1738. Les plaintes s'étant renouvellées en 1746, il fut dressé un nouveau procès-verbal; le Commissaire vit lui-même LA VAPEUR s'élever de la fosse. L'alkali volatil putride*, ayant pénétré de plus en plus la terre, plusieurs caves de la rue de la Lingerie en furent tellement remplies, qu'on fut forcé de les murer, afin d'éviter de nouveaux accidents. *Il semble*, ajoute la Société de Médecine, *que l'on ait oublié les expériences de ces Académiciens. M. Cadet, après les avoir rappellées à la Société, lui a communiqué les nouvelles tentatives qu'il a faites lui-même, & DONT LES RÉSULTATS CONFIRMENT ce qui a été observé par MM. Lémery, Geoffroy & Hunaud.* Qu'a conclu de tous ces faits *M. Vicq-d'Azir*, Secretaire de la Société? *Il est incontestable*, dit-il, *que l'air de la putréfaction est nuisible AUX ANIMAUX & ne peut servir* A LA COMBUSTION. (1) J'étois donc fondé à soutenir que le Méphitisme putride est de nature alkalescente? Mais cela ne vous a pas empêché, grave Docteur, de contester un fait aussi évident: & vous l'avez contesté en disant, que *le petit nombre de recherches que vous avez faites, sans donner des NOTIONS EXACTES sur la nature des vapeurs qui causent la mitte & l'asphyxie, montrent au moins combien ces substances sont éloignées d'être telles que les a SUPPOSÉES M. Janin*, p. 109. Vous ajoutez poliment, *M. Janin a cru connoître une matiere dont il ignore*, AINSI QUE NOUS, *la nature*, p. 119. Que vous êtes modeste, Docteur! Quoi! vous *ignorez* de quelle nature est le Méphitisme! C'est ainsi que vous voudriez le faire croire à des ignorants: & cette feinte n'a pour but que de pouvoir contester un fait démontré par l'Académie & la Société de Médecine, démontré par les plus grands Chymistes, démontré même par vos propres expériences: & vous abandonnez la science, Docteur, pour avoir le plaisir de me traiter d'*ignorant*, d'homme *à suppositions*, comme si les injures étoient des preuves; les injures, Docteur, n'ont jamais été des démonstrations chymiques ni physiques. Et ce qu'il y a de plus étonnant encore, c'est que dans le même ouvrage où vous m'accusez d'*ignorance*, vous y avez renfermé les preuves qui me sont nécessaires pour

(1) Essai sur les sépultures, p. 129 du discours.

anéantir votre imputation. Vous prétendez, très-prévoyant Docteur, que L'ODEUR *alkaline qui souvent est très-pénétrante & très-vive dans les cabinets d'aisance & les lunettes, est rarement* DOMINANTE *dans la fosse*, p. 79. Et comment l'*odeur alkaline* ne seroit-elle pas *dominante* dans la fosse, puisque vous convenez que c'est le foyer d'où elle s'exhale? Elle y existe si bien, que vous déclarez, que *la chaux & les alkalis caustiques dégagent des gadoues* une ODEUR *alkaline.* Elle existe donc toute formée dans la matiere putride? Vous en convenez p. 78, & crainte d'équivoque vous ajoutez: L'ODEUR *des fosses est composée* LE PLUS COMMUNÉMENT *de deux sortes* D'ODEURS, L'ODEUR ALKALINE & *l'odeur hépatique*, p. 150. Je prends acte de votre déclaration, & je dis, que j'ai prouvé & démontré en rigueur dans ma quatrieme & dans ma cinquieme Lettre à *M. Cadet*, qu'il n'a jamais existé *du foie de soufre* provenant des matieres putrides, conséquemment l'*odeur hépatique* qui en est le produit n'a jamais existé dans les latrines; il résulte donc de votre propre déclaration, que la puanteur des gadoues n'a pour cause unique & immédiate que l'*odeur alkaline.* Elle est tellement dangereuse, que vous déclarez, que *les fosses où l'on a jeté des eaux de lessive & de savon* SONT TERRIBLES, p. 111. Les alkalis sont donc septiques? Pour le prouver, vous citez, les observations de *Bayle*, de *Lancisi* & de *Diemerbroeck.* Vous ajoutez, *qu'il ne reste aucun doute sur la vérité de ce fait*, *ibid.* Pour le confirmer vous citez une maladie très-fréquente parmi les vuidangeurs: *la mitte*, assurez-vous, *dont l'effet âcre & piquant se porte sur les yeux, les enflamme, & prive quelquefois DE LA VUE ceux qui en sont attaqués, se trouve dans presque* TOUTES LES FOSSES, p. 105. Mais de quelle nature est la vapeur qui irrite si violemment les yeux des Vuidangeurs, & les rend aveugles? L'Académie répond: *la mitte est occasionnée par L'ALKALI VOLATIL; ainsi loin que la CHAUX puisse garantir de la mitte, elle doit au contraire L'AUGMENTER, parce qu'elle décompose les sels ammoniacaux contenus nécessairement dans la matiere fécale.* Rapp. de 1778, p. 105. Et ce qu'il y a de très-singulier, Docteur, c'est que vous êtes de cet avis: si bien que vous affirmez que, *le fourneau* allumé *qu'on place dans la fosse* par la méthode de *MM. Cadet, Laborie & Parmentier, devient TRÈS-NUISIBLE lorsque c'est la mitte qui y regne. Le feu*, assurez-vous, *augmente PRODIGIEUSEMENT l'effet & la vivacité* de l'alkali volatil. *De même* LA CHAUX *produit* ET AUGMENTE *la mitte au rapport des ouvriers*, p. 105, *& suiv.* Vous dites plus encore, vous affirmez qu'*en général* TOUTES *les vannes donnent la mitte*, p. 114. Et les trois grands Chymistes que je viens de nommer, ont vérifié & bien constaté, lors de leurs expériences en 1778, que *l'asphyxie ne va* JAMAIS *sans la mitte, & l'accompagne* TOUJOURS. *Obs. sur les fosses*, p. 9. Donc l'asphyxie provient de la cause qui irrite les yeux & qui cause la cécité. Donc l'asphyxie n'est occasionnée dans les fosses que par l'alkali volatil putride. Et lorsque cette vapeur alkaline n'a pas assez d'intensité pour tuer sur-le-champ, elle rend aveugles; elle fait plus encore, elle abrege la vie: témoin l'avis que vous en avez donné, savant Docteur. *N'oublions pas*, dites-vous, *les malheureux qui, pour nous épargner des dangers & des dégoûts, vivent entourés des ordures & de la mort.* LEUR VIE *est non seulement* DIMINUÉE DE MOITIÉ, *mais encore passée dans la saleté, la peine & la misere*, pag. 126. La vie de ces pauvres malheureux est donc intéressée à ce qu'on neutralise l'alkali volatil putride: d'autant plus que vous avez déclaré, que *le gaz alkalin est décidément méphitique*, p. 74, *& suiv.* il l'est d'autant plus, *qu'il est corrosif*, p. 91. Et il est tellement Méphitique, que vous affirmez que *le gaz putride, quand il est en masse suffisante, éteint aussi promptement les lumieres qu'il* TUE LES ANIMAUX. Vous ajoutez, que *le gaz putride est lié à une* ODEUR INFECTE, *& est susceptible d'être* CORRIGÉ PAR LES ACIDES, p. 90, *& suiv.* & crainte de méprise, vous avez répété nombre de fois que L'ODEUR ALKALINE *est* AISÉMENT *neutralisée par le* VINAIGRE, p. 150. C'est ainsi que vous avez rendu hommage à ma découverte. Donc le gaz putride est de nature alkaline? Donc le gaz alkalin constitue seul le Méphitisme des matieres en putréfaction? Donc c'est ce gaz qui abrege la vie des Vuidangeurs, c'est lui qui leur cause fréquemment des douleurs vives aux yeux, les rend aveugles, & souvent les frappe d'une mort subite?

Et pour éviter toute équivoque vous avertissez, Docteur, *que vous donnez le nom du Méphitisme à cette propriété qu'ont les vapeurs qui s'exhalent des fosses d'aisance de porter une atteinte* SUBITE, *plus ou moins vive, suivant leur degré d'intensité, aux fonctions essentielles de la vie*, p. 148. C'est donc au *gaz putride* que se rapporte votre designation; car, vous convenez qu'*il éteint aussi promptement les lumieres qu'il* TUE *les animaux*. Or, puisqu'il TUE, il est évident qu'il *porte atteinte aux fonctions essentielles de la vie*. Mais ce gaz putride, si dangereux & si funeste, de quelle nature est-il? C'est à vous, savant Docteur, que je m'adresse encore pour en être instruit? Parlez, car c'est ici que la vérité va être mise en évidence.

L'action de cet ALKALI PUTRIDE *sur notre* ODORAT *produit*, assurez-vous, *un mal de tête* SUBIT, *suivi de nausées*, DE DÉFAILLANCE, *& même d'un commencement de somnolence.* Vous en parlez, Docteur, avec connoissance de cause;

car, en faisant des expériences sur une petite quantité d'urine en putréfaction, vous fûtes *frappé presque* SUBITEMENT *de ces maux & près de vous trouver* MAL; que fites-vous pour réparer l'*atteinte subite* que cet *alkali putride avoit portée aux fonctions essentielles de votre vie*, au point *de vous trouver mal*? Vous répondez, très-véridique Docteur, que *vous respirâtes un* ACIDE. Et qu'a donc produit cet acide? Un effet prodigieux, si prodigieux, que vous déclarez qu'*en un* INSTANT *le mal de tête, les nausées & la défaillance furent dissipées* ET NEUTRALISE'ES *par* L'ACIDE, si bien que de cet *instant vous n'éprouvâtes plus aucune incommodité*, *ibid.* Vous avez donc expérimenté que l'*alkali putride* est très-Méphitique. Vous avez expérimenté que l'*acide neutralisé le Méphitisme.* Et afin d'en convaincre les incrédules, vous en avez consigné la preuve dans les Mémoires de la Société de Médecine, T. 3, p. 492, pour y avoir recours en cas de besoin! Quelle prévoyance! Ainsi l'alkali putride a toutes les propriétés requises par vous pour constituer ce que vous appellez le Méphitisme: & on ne peut en douter, puisque vous l'avez vérifié & constaté sur vous-même. Nous voilà donc d'accord, Docteur, d'autant plus d'*accord*, que vous avez vérifié aussi que l'*odeur de la putréfaction*, c'est-à-dire, la puanteur, *est entrée* POUR BEAUCOUP dans la cause du désordre qu'*ont éprouvé les fonctions essentielles de votre vie*, en respirant d'*alkali putride*, *ibid.* Enfin, plein de prévoyance, vous avez bien constaté, que L'ODEUR ALKALINE *subsiste longtemps avec* L'ODEUR PUTRIDE, *dont elle reçoit un caractere* rebutant & NAUSEABOND, *dont vous avez éprouvé les funestes effets*, *ibid.* p. 506. Il n'est donc pas étonnant, Docteur, que vous ayez déclaré dans votre nouvel écrit, que *le gaz alkalin est décidément Méphitique*, p. 74. Et vous l'avez déclaré trois ans après votre fameux *détail*, qui a contesté un fait aussi bien démontré par vous. Vous aviez donc oublié l'événement fâcheux que vous aviez éprouvé en respirant de l'*alkali putride*? Vous aviez oublié vos propres expériences? vous aviez oublié les leçons que vous a données votre maître le célebre *Bucquet*? Vous aviez oublié ce que vous aviez lu dans les écrits des plus grands Chymistes? Enfin, vous aviez oublié que l'expérience seule décide & anéantit tous les raisonnements? Lisez entr'autres ouvrages celui du célebre *Huxam*, vous y apprendrez que *les alkalis putrides produisent un commencement de putréfaction dans les corps vivants à portée de les respirer.* Et non, Docteur, ne lisez plus; il suffit pour vous convaincre de vous rappeller que vous avez éprouvé les atteintes funestes de l'alkali putride; votre seule expérience est un argument si péremptoire qu'il est *ad hominem*, auquel vous n'avez rien de solide à opposer.

ser. Il résulte de vos propres déclarations, très-savant Docteur, que *l'alkali putride & la puanteur* sont indivisibles, & que de cette union intime résulte le Méphitisme. Enfin, on peut affirmer, d'après votre propre expérience, & cela sans crainte d'être démenti, que *les acides neutralisent dans un instant* le Méphitisme, ou si mieux aimez, *l'alkali putride qui porte dans les fonctions essentielles de la vie des atteintes subites, très-dangereuses.* Il faut en convenir, vous avez prouvé tout cela en grand & très-éclairé professeur : je vous en félicite. Actuellement que nous sommes d'accord sur la nature du Méphitisme & sur le moyen de le neutraliser par les acides, il s'agit de savoir si les moyens que j'ai découverts & publiés comme Antiméphitiques ont produit leur effet. C'est à vous & à la Société de Médecine à qui je m'adresse ; car :

Si ces gens-ci disent la vérité,
Il est aisé d'augmenter notre gloire :
Nous n'avons donc qu'à le vérifier.

LAFONT.

Les moyens que j'ai découverts & annoncés comme Antiméphitiques, ont-ils produit leur effet ?

Pour en être instruit, il faut Docteur, avoir recours à l'expérience ; elle seule doit décider ; laissons donc vos raisonnements qui ne servent qu'à obscurcir la vérité, & renfermons-nous à l'histoire des faits & des résultats, que vous venez de faire imprimer : ouvrons donc votre propre ouvrage & lisons.

Expérience faite à la fosse du Quai Pelletier.

Aucun des assistants, assurez-vous, conséquemment aucun ouvrier *ne fut incommodé pendant tout le temps du travail, quoique le lieu* ETROIT ET GENANT FUT REMPLI DE PERSONNES, p. 24. Vous affirmez aussi, que, *vous n'y avez observé* AUCUN EFFET MEPHITIQUE *quoique les matieres aient été remuées pendant tout le temps de l'opération*, p. 89. Et cette opération a duré plus de cinq heures consécutives. Mais combien a-t-on employé du vinaigre pour produire de si bons effets ? *Dix-huit pintes, dont cinq avoient été jetées dans la fosse mêlées avec autant d'eau ; cinq avoit servi à remplir les évaporatoires*, au bain-marie, *le reste avoit été répandu dans le caveau ou distribué par ordre de M. Janin*, p. 21. Combien a-t-on employé de litiere de cheval ? *Quelques hottées ; M. Janin en fit d'abord jeter une certaine quantité dans la fosse pour la mêler avec la matiere ; mais voyant que ce mélange gênoit & retardoit le travail, il se contenta de faire mettre dans des hottes destinées à transporter la vuldange*, à découvert, *alternativement une couche de litiere & une de matiere, en finissant par une de litiere. On versoit chaque hottée dans un tombereau qui étoit à la porte de la maison. Le fond du tombereau étoit pareillement garni de litiere, & on en répandoit encore d'autre pardessus les matieres, quand il y en avoit une certaine quantité. Enfin, la matiere étant devenue plus liquide, on se servit de tinettes dans lesquelles on entremêloit de même la litiere & la vuidange. A mesure qu'on la puisoit, & que l'odeur se développoit par le remuement des matieres, M. Maille avoit soin de projetter un mélange de vinaigre & d'eau, fait à parties égales; & quand les évaporatoires se vuidoient on les remplissoit avec du vinaigre non mélangé.* On travailla ainsi sans aucune interruption depuis *trois heures après midi jusqu'à huit du soir*, pag. 20 & 21. Et cela sans que vous ayez pu, Docteur, *observer aucun effet Méphitique, quoique la matiere ait été remuée pendant tout le temps de l'opération*, p. 89. Cela est si vrai qu'*aucun des assistans ne fut incommodé pendant tout le travail, quoique le lieu étroit & gênant fût* REMPLI *de personnes*, p. 24. Donc le vinaigre & la litiere de cheval ont produit l'effet que j'avois annoncé; car, sur une multitude de personnes, aucune n'a été incommodée, & cela pendant l'espace de plus de cinq heures qu'on a vuidé cette fosse. Qu'avez-vous conclu de cette expérience? *Que le seul avantage que la méthode de l'Anti-méphitique ait sur celle du Ventilateur, est de diminuer la fétidité, avantage réel*, sans doute; *mais qui n'auroit de véritable valeur qu'autant qu'il seroit joint à la destruction du Méphitisme. C'est à l'éclaircissement de ce dernier objet qu'étoit destinée la seconde expérience*, p. 34. Voyons donc cette seconde expérience.

Expérience faite à la fosse de l'Hôtel de la Grenade.

M. Janin fit la projection du vinaigre & d'eau comme dans la précédente expérience. Il employa pour cette opération préparatoire quatre pintes de vinaigre & autant d'eau; quatre réchauds furent placés à différents endroits du caveau, & on distribua aux évaporatoires qui étoient au-dessus AU BAIN-MARIE, *environ sept pintes de vinaigre. A midi l'évaporation du vinaigre commençoit à se faire sentir assez vivement, on se sépara* pour aller dîner. *Sur les trois heures un quart, deux Commissaires*, sur huit, *arriverent. Les réchauds étoient éteints, on les ralluma, & on plaça par ordre de M. Janin un nouvel évaporatoire dans la chambre qui est au-dessus du caveau; on y mit une pinte de Vinaigre*, p. 40. *On commença par faire une projection d'une pinte de vinaigre mêlée avec une pinte d'eau*, p. 41, *ensuite on se mit en devoir de puiser & d'emplir les tinettes. L'ouvrier puisoit au moyen* d'un seau. M. Janin faisoit mettre au fond de la tinette plusieurs poignées de litiere ; quand la tinette étoit à moitié pleine, on en faisoit mettre une autre couche ; enfin, on recouvroit le tout de la même façon. On transporta aussitôt chaque tinette dans la rue. On emplit ainsi 28 tinettes, & pendant tout ce temps on projetoit continuellement du vinaigre, & on remplissoit les évaparatoires à mesure qu'ils se vuidoient. La quantité du vinaigre projeté, jusqu'à la vingthuitieme tinette, monta à douze pintes, celle du vinaigre en évaporation à dix pintes, p. 42 & 43, Eh bien, Docteur, quels effets ont produits le vinaigre projeté & évaporé, & la litiere de cheval ? Parlez, votre serviteur vous écoute.

Après chaque projection du vinaigre, L'ODEUR *de latrine paroissoit* DIMINUER, p. 45. *Après la quatrieme projection*, L'ODEUR *de latrine a paru* SENSIBLEMENT *diminuer. La fosse exhaloit* PEU D'ODEUR, *& en général celle du vinaigre* DOMINOIT *par-tout. De nouvelles épreuves faites sur la lumiere d'une bougie & du papier enflammé, & sur les animaux descendus dans la fosse, n'ont présenté rien de dangereux*, p. 46. *A la quatrieme tinette on a plongé une bougie jusqu'à la surface de la matiere. La bougie a continué de brûler* TRÈS-BIEN, p. 47.

Quand on a été à la dix-neuvieme tinette les Commissaires de l'Académie & de la Société de Médecine, *ont été curieux d'examiner* SI L'ODEUR *se répandoit à quelques distances de la maison* ; ils ont vérifié & bien constaté que, *dans la piece du rez-de-chaussée, on ne sentoit d'autre* ODEUR *que celle du vinaigre. Dans la rue, ils ont trouvé l'air frais* ET AUCUNE ODEUR, *& les environs de la maison, à une certaine distance, n'avoit qu'une* ODEUR FORT LÉGERE, p. 48. Cependant il y avoit à la porte 19 tonneaux pleins de gadoues, & malgré cet assemblage de matieres, vous déclarez, Docteur, qu'il n'y avoit *aucune odeur dans la rue*. Tandis que l'Académie affirme dans son rapport de 1778, que *les émanations des fosses infectent* TOUJOURS *le voisinage*, p. 108. Ce fait est attesté encore par *M. Gardane* ; il déclare, qu'*on éprouve en passant auprès des tonneaux des Vuidangeurs, l'infection, le picotement & le serrement de la gorge.* Catech. p. 45. Les Ventilateurs ne remédient donc pas à l'infection ? Il y a donc une grande différence entre ma méthode & celle du Ventilateur ? Vous en convenez, Docteur, p. 34. Eh bien! continuez de nous faire part de ce que vous avez vérifié & constaté avec le secours de votre odorat ; c'est le seul moyen de faire triompher ma découverte. *Vous êtes descendu de nouveau dans la cave ; vous avez* SENTI *que* L'ODEUR *du vinaigre y dominoit par-tout. A la vingtieme tinette, on a encore essayé de jeter du papier allumé dans la fosse. Le papier a continué de brûler*

TRÈS-BIEN *à la surface de la vanne*, p. 49. *A la vingt-huitieme tinette* ON N'APPRÉHENDOIT RIEN ; car, *il y avoit peu d'instants que du papier avoit* BRULÉ *facilement dans la fosse*, p. 50 & 51. Environ une heure après que l'homme noyé a été retiré de la fosse, *MM. le Roi & l'Abbé Tessier sont encore rentrés dans le caveau, & ont fait descendre un cochon d'inde jusqu'à la vanne : cet animal y est resté plus de cinq minutes, & en a été retiré* TRÈS-BIEN PORTANT. *Une bougie a brûlé* PARFAITEMENT *dans tous les endroits de la fosse*, p. 53.

Donc les épreuves réitérées des lumieres & des animaux ont mis en évidence, que le vinaigre avoit anihilé le Méphitisme. Cela est si vrai que vous avez déclaré, que *quand une des vapeurs méphitiques* CONNUES *est assez condensée pour produire une asphixie* SUBITE, *alors elle produit sur la flamme des effets* MARQUÉS, *les charbons & les lumieres s'éteignent* SUBITTEMENT, p. 87. Donc, lorsque les lumieres brûlent *très-bien*, & que les animaux en sont retirés *bien portants*, il n'y a point de vapeur méphitique, conséquemment un homme ne peut y être asphyxié par le Méphytisme, votre seul exposé en est une preuve sans replique. Le vinaigre & la litiere avoit donc neutralisé le Méphitisme des fosses que vous avez soumises à mes expériences ; il ne reste aucun doute à cet égard ; car vous affirmez que *les lumieres y ont bien brûlé*, vous affirmez que les animaux y ont respiré si librement qu'ils en ont été retirés *bien portants*. Vous affirmez que *la fosse étoit inodore*, p. 85. (1). Vous affirmez que le vinaigre & la litiere neutralisent l'*odeur fétide & l'alkali putride*, qui selon vous-même constituent le Méphitisme, je viens d'en mettre la preuve sous vos yeux. Donc ma découverte Antiméphitique est telle que je l'ai annoncée au ROI & à toute l'Europe. Donc, les premiers Commissaires qu'avoit nommés le Gouvernement en avoient jugé avec connoissance de cause ? C'est donc injustement qu'on a contesté la vérité de leurs rapports : c'est donc par le plaisir de me chicaner qu'on a prétendu que des hommes illustres n'étoient pas juges compétents pour décider sur les succès de ma découverte ? Cependant ils n'ont dit dans leurs rapports que ce que vous venez vous-même de faire imprimer. Or, vous convenez que le Méphitisme s'annonce par l'odeur infecte, ils en ont dit autant. Vous convenez que le vinaigre & la litiere neutralisent le Méphitisme, c'est précisément ce qu'ils ont certifié à Sa Majesté. Que diront maintenant mes

(1) *La fosse étoit inodore*; donc les gadoues ne produisent point de foie de soufre : s'il en eût existé, le vinaigre l'auroit décomposé ; alors il *se feroit manifesté par une odeur très-forte & très-difficile à masquer*. p. 86. Le contraire est arrivé : donc ceux qui ont osé m'accuser de décomposer ce prétendu foie de soufre en ont imposé.

antagonistes, & notamment *MM. Cornette & Delassonne* le fils, eux qui ont contesté toutes ces vérités ? Et à qui ont-ils osé les contester ? A un grand Ministre, dont l'Europe admire le génie, les connoissances & les vertus. Que *MM. Cornette & Delassonne* le fils, se rappellent l'instant où *M. le Comte de Vergennes*, plein de bonté, leur dit, dans le caveau même où se faisoit la vuidange d'une fosse, qui depuis 35 ans n'avoit pas été vuidée : *Messieurs, quoique mon nez n'appartienne pas à un Chymiste, il est bon, & je vous assure que je ne sens rien. Qu'on me donne une chaise & un livre, je vais demeurer ici pendant six heures sans être incommodé.* Ce témoignage de la satisfaction du Ministre en faveur de ma découverte, ne fit qu'augmenter les contradictions qu'avoient déja élevées mes adversaires ; ils se refuserent constamment à l'évidence. Ils se refuserent jusqu'aux propres témoignages de leurs sens. Que diront-ils lorsqu'ils liront les faits que vous venez de publier, Docteur, avec approbation de la Société Royale de Médecine ? Votre seul exposé met en évidence le mobile qui faisoit agir mes antagonistes ; ils sont écrasés sous le poids de vos déclarations, & ce poids deviendra immense, si nous y joignons le témoignage du Ministre, si nous y joignons ceux de *MM. de Flesselles & le Noir*, Conseillers d'Etat ; Mgr. l'Evêque de Mâcon, & de *MM. le Marquis du Sausai & le Baron d'Espagnac*, &c. Voilà les témoignages contre lesquels viendront toujours échouer l'envie, l'intérêt & la jalousie.

La fosse du quai Pelletier & celle de l'Hôtel de la Grenade, étoient-elles Méphitiques, conséquemment dangereuses ?

Il suffit pour le prouver, de rappeller ici que les Commissaires de l'Académie & de la Société de Médecine ont déclaré dans leur fameux *détail*, que ces deux fosses avoient été choisies, *par la compagnie des Ventilateurs, comme mauvaises, c'est-à-dire, capables de causer des exhalaisons méphitiques*, TOUJOURS *pernicieuses & quelquefois mortelles*, pag. 2, 6 & 7. Vous en convenez, Docteur. Or, par votre affinité avec les Ventillateurs vous avez prouvé, la partialité la plus manifeste ; car, quel rapport avois-je avec les Ventilateurs. Ils avoient à se garantir de la chûte de leur privilege ; & moi je ne demandois point de privilege ; cependant ma découverte leur a fait & leur fait encore le plus grand ombrage, & ce sont eux qui choisissoient les fosses où je devois faire mes expériences, tandis que j'avois demandé avec instance qu'ils ne s'en occupassent, ni directement, ni indirectement. Ah Messieurs ! vous avez été sourds à toutes mes réclamations ; malgré cela vous avez fait imprimer dans votre *détail*, que votre intention étoit de vous *assurer d'une maniere incontestable de l'utilité de la dé-*

couverte de M. Janin, p. 13. (1) Si telle eût été votre intention, auriez-vous eu recours aux Ventilateurs? auriez-vous.... Ah! je détourne mes regards de ce qui les blesse, & je dis, que la fosse de l'hôtel de la Grenade étoit dangereuse, parce qu'elle est adossée au cimetiere de S. Severin; elle est dangereuse, parce qu'*elle contient des débris de cadavres*, *ibid.* p. 7. Vous en convenez, Docteur, jusques dans votre nouvel écrit; c'est-là où vous déclarez que *les hôtes de l'endroit vous ont assuré qu'on avoit tenté plusieurs fois la vuidange de cette fosse, même en suivant le procédé* DU VENTILATEUR, *& qu'on avoit été forcé de l'abandonner à cause* DES ACCIDENTS *qui étoient survenus; que huit mois* (avant mon expérience) *on avoit encore fait une tentative* INUTILE; *que* TROIS OUVRIERS *avoient été emportés* SANS CONNOISSANCE, p. 36. Ils étoient donc fortement asphyxiés? Cependant ces trois ouvriers n'étoient point descendus dans la

---

(1) On lit dans votre *détail*: *M. Janin ayant témoigné que la présence des Ventilateurs lui étoit suspecte, on a été obligé d'y renoncer*, p. 10. Ce que vous avez répété, Docteur, dans votre nouvel écrit en ces termes: *M. Janin, avoit témoigné que les ouvriers du Ventilateur lui étoient suspects*, ON NE LEUR PERMIT PAS *d'assister au travail*, p. 59. Et qui ne croiroit après ces deux déclarations, que ces gens-là n'ont pas assisté au travail? Cependant c'est eux qui descendirent tous les tonneaux dans la cave, & qui les remontoient lorsqu'ils étoient pleins de matiere: cela ne pouvoit être autrement; car vous convenez, Docteur, que je n'avois que trois balayeurs de rues pour faire la vuidange: *Héron, Gerard & Poisson*, p. 144. Donc les ouvriers du Ventilateur ont assisté au travail. Donc le *détail* n'est point exact. Il l'est si peu qu'on y lit que *MM. les Commissaires de l'Académie & de la Société de Medecine ont prié M. le Commissaire au Châtelet d'apposer les scellés sur toutes les portes des cabinets d'aisance, afin que M. Janin ne pût soupçonner qu'on introduisît rien par les lunettes, qui pût nuire au succès de son expérience*, p. 8. Vous l'avez répété, Docteur, p. 59.

A cela j'ai répondu dans ma lettre à MM. les Commissaires *que la porte du cabinet d'aisance du raiz-de-chaussée a été ouverte à tout venant, & que M. l'Abbé Tessier y est entré lorsqu'on remplissoit la vingt-septieme tinette.* Or, ce cabinet ayant resté constamment ouvert, il étoit fort aisé d'introduire par la lunette ce qui pouvoit nuire au succès de mon expérience. Mais vous répondez à cela, Docteur, que, *quoique la lunette ne fût pas bouchée, il n'y avoit pas moins de sûreté pour l'opération de M. Janin*, p. 151. Et où étoit donc la sûreté, puisque la porte & la lunette ont constamment été ouvertes à tout venant? Et vous avez annoncé le contraire dans le détail. Est-ce ainsi qu'on fait connoître la vérité? Docteur! Souvenez-vous, que,

Rien n'est beau que le vrai. Le vrai seul est aimable.
Il doit régner par-tout, & même dans la Fable:
De toute fiction l'adroite fausseté
Ne tend qu'à faire aux yeux briller la vérité.

BOILEAU.

fosse, ils n'avoient fait que puiser quelques seaux de vanne en se plaçant seulement au bord de la fosse : tandis que mes ouvriers en puiserent 28 tonneaux sans être relevés, & sans qu'ils aient éprouvé le moindre accident ; c'est ainsi que vous l'avez déclaré, p. 42, 50 & 89. La vanne est donc bien dangereuse, puisque trois Ventilateurs ont été asphyxiés pour en avoir puisé quelques seaux ? Elle l'est à tel point, que *MM. Gardane, Cadet, Laborie & Parmentier*, attestent que *toute vanne verdâtre est funeste.* Et de quelle couleur étoit donc celle de cette fosse ? *On puisa*, assurez-vous, *une matiere liquide* ET VERDATRE *que les ouvriers appellent de la vanne*, p. 42. Fort bien ! Mais ce liquide étoit-il abondant ? *Il y en avoit une couche considérable*, p. 85. Mais croyez-vous, Docteur, qu'il y ait du danger de puiser cette espece de vanne ? Le danger est si grand que vous citez pour exemple le *sieur Verville, inspecteur du Ventilateur. Il puisoit la Vanne d'une fosse ; il se sentit* MAL, *sortit, & tomba* ASPHYXIÉ, p. 164. L'épuisement de la vanne est donc bien funeste ? Il l'est tellement que vous déclarez, très-savant Docteur, que la vanne n'est pas exempte du Méphitisme, p. 115 & 116. *Au moment qu'on la verse dans les tinettes*, BEAUCOUP *d'ouvriers*, assurez-vous, *tombent asphyxiés dans le moment même*, p. 132. Vous ajoutez, *les fosses les plus dangereuses sont celles dans lesquelles il y a des débris de cadavres, elles sont les plus* FUNESTES, p. 110. Donc, celles qu'avoient choisies les Ventilateurs pour mes expériences étoient dangereuses. Néanmoins, graces au vinaigre, on a puisé 28 tonneaux de vanne sans accident ; c'est d'autant plus heureux que les balayeurs de rues qu'on avoit employés dans ces expériences, étoient si peu au fait de ce travail, qu'ils verserent par terre beaucoup de ce liquide, & les Ventilateurs pleins de zele pour notre conservation, avoient fourni des tonneaux en si bon état qu'ils étoient comme ceux des Danaïdes ; ils versoient la vanne comme au travers d'un crible : aussi toute la cave étoit inondée de cette vanne ; néanmoins aucun de nous n'a été asphixié, pas même les oiseaux & le cochon d'inde ; qui, placés à terre, auroient éprouvé les funestes effets de la vapeur de ce liquide, si le vinaigre n'en avoit détruit les malignes influences. Le gaz méphitique qui se développe de la vanne est si dangereux, que vous avez publié, trois ans après mon expérience, qu'*il est une précaution* IMPORTANTE *pour éviter d'être frappé du Méphitisme qui se dégage* SOUVENT *des vannes au moment qu'on les verse dans les tinettes, où elles bouillonnent par l'agitation qu'elles éprouvent ; & l'expérience*, assurez-vous, a prouvé aux Ventilateurs *que* BEAUCOUP D'OUVRIERS *tomboient en asphyxie dans ce moment même*, p. 132. Le Méphitisme de la vanne est donc bien redoutable ? Il l'est tellement que votre confrere, *M. Gardane*, affirme, que *l'ouvrier peut être affecté sur le bord de la fosse par la* VAPEUR *que l'agitation & le mouvement dégagent de la vanne.* (1) Ce fait a été vérifié & bien constaté par *MM. Cadet, Laborie & Parmentier*, lors de leurs expériences en 1778 ; ils ont vu de leurs propres yeux, que *ce n'est pas seulement dans l'intérieur des fosses que le Méphitisme exerce son action dangereuse, ils ont vu nombre de fois* CES VAPEURS MEURTRIERES *jeter dans l'asphyxie les hommes & les animaux qui étoient à portée de les respirer.* (2) Vous en convenez, Docteur ; car vous attestez, que *le Méphitisme occupe successivement différents lieux ; on en trouve*, assurez-vous, *à l'ouverture des fosses, & à l'épuisement de certaines vannes*, p. 116. Le vinaigre avoit donc anihilé le Méphitisme *de la vanne verdâtre* de la fosse de l'hôtel de la Grenade, fosse qui *contient des cadavres.* Et si cet acide ne l'avoit pas neutralisé, quel auroit été le sort des ouvriers ? Quel auroit été le sort des oiseaux & du cochon d'inde ? Quel auroit été le sort de M. *Fougeroux* & de votre personne savante ? Car vous avez déclaré dans votre *détail*, qu'*à chaque tinette qu'on remplissoit M. Fougeroux avoit l'attention d'en constater* EXACTEMENT L'ODEUR, *& M. Hallé a fait les mêmes épreuves sur la plus grande partie*, p. 16. Et vous les avez faites ces épreuves sans être asphyxié. Cependant vous avez déclaré dans votre nouvel écrit, que *le sieur Verville a remarqué que les ouvriers tomboient en asphyxie lorsqu'ils avoient le visage exposé à la vapeur de la vanne*, p. 132. Or, vous ne pouviez *constater l'odeur de la vanne*, que d'autant que vous dirigiez dessus les organes de votre respiration, conséquemment le visage y étoit exposé. Comment se peut-il donc faire que les ouvriers du Ventilateur soient asphyxiés lorsqu'ils dirigent leur visage du côté de la vapeur de la vanne ; & que vous & *M. Fougeroux*, n'ayez pas été asphyxiés, quoi que vous ayez flairé l'un & l'autre 28 tonneaux pleins d'une *vanne verdâtre*, qui de sa nature, assurez-vous, *est très-dangereuse :* celle-ci l'étoit d'autant plus que vous convenez aussi, que *les fosses qui contiennent des débris de cadavres sont de toutes les plus funestes*, *ibid.* Il est évident, Docteur, que le vinaigre & la litiere vous ont mis à l'abri des funestes effets du Méphitisme qui s'exhale des vannes : & sans ces deux agents, quel eût été le sort de mes ouvriers, qui, sans être relevés, ont puisé & versé 28 tonneaux de ce liquide, dans l'espace de plus de cinq heu-

(1) Catéch. sur les asphyxies, p. 147.
(2) Obs. sur les fosses d'aisance, p. 55.

res, & cela à chacune de ces deux fosses? Vous savez qu'il est d'usage parmi les Ventilateurs de relever les ouvriers de huit en huit tinettes : il est même des circonstances où ils les relevent de quatre en quatre tinettes; témoin ce qu'ont publié MM. *Cadet*, *Laborie* & *Parmentier*, *dans leurs observations* au sujet *de la fosse de la rue Galande. L'inspecteur*, disent-ils, *jugea convenable de borner à quatre tinettes les travaux des ouvriers*, p. 46. & le *sieur Verville*, dites-vous, vous a assuré, que les ouvriers risquent d'être asphyxiés *si on ne les releve de huit en huit tinettes*, p. 165. Et il vous en a parlé avec connoissance de cause, car il fut asphyxié lui-même pour en avoir puisé au-delà de ce nombre. *Ibid.* Tandis que mes ouvriers en ont puisé 28 tonneaux sans accident & sans être relevés! & comment auroit-on pu les relever, puisque vous convenez que je n'avois que trois ouvriers? p. 144.

Que conclure, Docteur, de tous ces faits, attestés & certifiés par vous & vos confreres? Que les fosses que vous avoient indiquées les très-honnêtes Ventilateurs, pour mes expériences, étoient éminemment méphitiques : témoin la *vanne verdâtre*. Témoins les débris des cadavres qui y étoient contenus. Témoin la proximité du cimetiere S. Séverin. Témoin l'insuffisance des moyens employés jusques-là par les Ventilateurs. Témoins leurs trois ouvriers fortement asphyxiés huit mois avant mon expérience. Et enfin, témoin la nécessité absolue où ont toujours été les Ventillateurs d'abandonner leur ouvrage à peine commencé à la fosse de l'hôtel de la Grenade. Or, puisqu'il est certain que cette fosse est très-dangereuse, il résulte, par les preuves qui précedent & par celles qui suivent, que ma découverte neutralise réellement le Méphitisme. Ces preuves sont d'autant plus évidentes, d'autant plus décisives que vous me les avez fournies, très-obligeant Docteur. Il faut en physique, dit d'*Alembert*, des faits & point de verbiage: ainsi par des faits bien avérés & bien constatés :

> Faites-moi triompher de l'envie & du temps.
>
> La Font.

L'homme qui est tombé dans la fosse de l'hôtel de la Grenade, y a-t-il péri par l'effet du Méphitisme?

C'est à vous, Docteur, que s'adresse cette question, & à laquelle vous répondez, que *la vapeur méphitique n'existoit pas; les expériences faites sur les animaux & les lumieres* LE PROUVENT, *& tant qu'on s'est borné à puiser simplement* LA VANNE *avec des seaux, les mêmes expériences* RÉITÉRÉES *à différentes époques* ONT PROUVÉ SUFFISAMMENT *que le Méphitisme n'existoit pas*, p. 83. Fort bien, Docteur! où existoit-il donc? *Le Méphitisme*, dites-vous, *ne paroit s'être manifesté que lorsqu'on a établi*

UNE ÉCHELLE DANS LA FOSSE *pour y descendre. Le Méphitisme est sorti* NON DE LA VANNE, (car le vinaigre & la litiere l'avoient anihilée, on vient de le prouver;) *mais de la matiere solide* QU'ON A REMUÉE *en cherchant à assurer* l'échelle, *ibid. Mais*, Docteur, *il ne suffit pas*, de le dire, *il faut encore démontrer que dans le cas où le Méphitisme a eu lieu, la cause a dû exister de maniere à le produire*, p. 81. C'est vous-même qui vous êtes imposé cette condition, elle est d'autant plus juste qu'en physique les allégations ne sont pas des preuves. Or, repondez-moi, Docteur. Avez-vous vu, avez-vous senti la vapeur qui s'est élevée du fond de la fosse? Faites attention à votre réponse. *La difficulté qu'il y auroit*, dites-vous, *que le gaz alkalin dégagé* DU FOND DE LA FOSSE *pût se rassembler en masse après avoir traversé une* COUCHE CONSIDÉRABLE *de vanne; l'absence de* L'ODEUR ALKALINE *dans la fosse & la présence d'une évaporation considérable de vinaigre* NE PERMETTENT PAS *d'imaginer qu'il ait pu y exister de maniere à produire* la chûte de l'homme dans la fosse, p. 85, *& suiv.* D'ailleurs, *le gaz alkalin est miscible à l'eau, par conséquent absorbé nécessairement par l'eau de la vanne*, p. 78. Vous ne pouvez pas, Docteur, vous expliquer plus clairement; continuez, je vous prie, de dire la vérité en dépit des détracteurs de ma découverte. *A l'égard du gaz hépatique, l'absence* DE L'ODEUR HÉPATIQUE *dans le moment même de l'accident, ne permet pas de songer* A CETTE CAUSE. *Car*, assurez-vous, *une masse de gaz hépatique* CAPABLE D'ASPHYXIER, *ne pourroit exister sans une* ODEUR TRÈS-FORTE, *& très-difficile à masquer*, p. 86. Allons, courage Docteur. *Cette vapeur n'a montré aucun signe d'inflammabilité. Quand une des vapeurs Méphitiques* CONNUES *produit une asphyxie, les lumieres* S'Y ÉTEIGNENT *sur-le-champ, si c'est du gaz méphitique putride; & la lumiere ne pourroit y être introduite sans y mettre le feu, si la vapeur étoit de nature inflammable*, p. 87 & 88. Très-bien, Docteur, très-bien! *Il n'y existoit pas de gaz crayeux; celui-ci* TUE *subitement les animaux & éteint aussi subitement les lumieres. On ne peut donc raisonnablement accuser l'air inflammable, non plus que le gaz crayeux de la production du Méphitisme dans cette fosse*, p. 88. *Il n'y avoit pas de gaz putride, car il éteint aussi promptement les lumieres qu'il* TUE *les animaux, qui d'ailleurs est lié* A UNE ODEUR INFECTE, p. 90 & 91. En un mot, cette fosse étoit *inodore*, p. 85. Il résulte donc, de vos propres déclarations, savant Docteur, qu'il n'existoit dans cette fosse aucune odeur, ni aucun gaz, conséquemment aucun signe de Méphitisme; cela est évident. Quelle est donc cette vapeur, qui, dites-vous, a causé la chûte de l'homme dans la fosse?

Expliquez-vous, Docteur. *L'action du Méphitisme a été trop* RAPIDE *pour être* OBSERVÉE, p. 94. Quoi! vous n'avez pu l'*observer!* Il vous est donc impossible de nous en prouver l'existence? Et comment prouver ce qu'on n'a jamais vu, ni senti, ni touché, ni entendu? Comment définir ni le caractere, ni la nature d'une vapeur qu'on n'a pu *observer?* Comment prononcer sur ce qu'on n'a pu ni vérifier, ni constater? Vos sens extérieurs vous ont prouvé qu'aucune espece de gaz méphitique connu n'existoit dans cette fosse, n'y aucune odeur putride. Vous avez vérifié & bien constaté cette vérité, par votre odorat, & par les expériences fréquentes des lumieres & des animaux: donc votre vapeur dégagée du fond de la fosse par le bout de l'échelle n'est qu'une chimere: elle est si bien chimere que vous étant égaré dans le dédale de votre imagination, & ne pouvant plus en sortir, vous avez été forcé de faire imprimer la question que voici. *Est-il maintenant quelque exhalaison différente* DES GAZ ET DES ODEURS, *qui puisse se séparer des gadoues contenues dans les fosses?* p. 81. Eh bien, Docteur, qu'avez-vous répondu à votre propre question? Hélas! vous avez été forcé de confesser publiquement ces paroles remarquables, JE L'IGNORE, *ibid.* Vous ne pouvez donc pas, Docteur, affirmer ce que vous *ignorez.* Et vous l'*ignorez* si bien que vous avez déclaré à haute & intelligible voix, en présence de toute la Société Royale de Médecine, & vous l'avez fait imprimer en face de l'univers, qu'*aucune expérience* PRÉCISE *ne prouve* JUSQU'A PRÉSENT *qu'il y ait des exhalaisons différentes* DES GAZ ET DES ODEURS *qui puissent se séparer des gadoues contenues dans les fosses*, *ibid.* Or, vous affirmez que *la vapeur*, que vous prétendez *s'être dégagée du fond de la fosse, n'est point un gaz*: vous affirmez qu'*il n'y avoit aucune* ODEUR *ni aucun gaz méphitique dans la fosse.* Donc l'homme n'est pas tombé dans la fosse par l'effet du Méphitisme. J'ai donc raison de soutenir qu'il n'est pas mort par une cause méphitique. J'ai en ma faveur les principes les mieux démontrés de la Chymie & de la Physique; j'ai en ma faveur vos propres expériences, vos propres aveux. J'ai en ma faveur le rapport de vos sens extérieurs. Tandis que vous, Docteur, vous n'avez pu rien OBSERVER de contraire: & vous livrant à votre imagination vous avez oublié qu'*on n'admet en Physique que des faits, des expériences, des résultats desquels on puisse juger par les rapports des sens extérieurs.* Vous avez oublié que la Société de Médecine l'a exigé lorsqu'elle a voulu contester l'existence du Magnétisme animal. Et vous Membre de cette même Société, vous faites tous vos efforts pour renverser des faits, des expériences, des résultats, dont vous avez jugé vous-même par le rapport de vos sens extérieurs; vous les contestez après les avoir fait imprimer, & vous les contestez en y opposant une vapeur que vous n'avez pu *observer* ni définir, une vapeur, dont vous *ignorez* la nature. C'est ainsi que vous l'avez déclaré aux pages 3, 75, 82, 91, 109, 119, 123, 133, 138, &c. Vous ne m'opposez donc qu'une chimere? Ah Docteur!

> Jamais à vos Lecteurs n'offrez rien d'incroyable.
> Un merveilleux absurde est pour eux sans appas:
> L'esprit n'est point ému de ce qu'il ne croit pas.
>
> BOIL.

Car la vérité, dit *Montagne*, n'est jamais matiere d'erreur. Vous avez oublié que l'*imagination nous égare*, *vous avez oublié que la nature seule peut nous conduire*. Vous avez oublié, que *dans une science toute de* FAITS il *n'y a* ABSOLUMENT *que ces derniers qui méritent notre confiance*. Si vous l'ignorez, votre confrere *M. de Fourcroy*, vous en instruira. (1) C'est donc aux faits qu'il faut absolument s'en rapporter? Eh bien, Docteur, en voici qui vont achever d'anéantir votre vapeur.

Suite des faits qui prouvent jusqu'à l'évidence que l'homme n'est pas tombé dans la fosse par l'effet du Méphitisme.

Vous avez déclaré, Docteur, que *les qualités physiques des gaz ne conviennent point à votre prétendu Méphitisme*, *si cependant c'en est un*, *ce dont*, assurez-vous, *vous avez lieu de douter*, p. 91. Vous n'êtes donc pas certain de l'existence de cette vapeur? Mais, si ce n'est pas un gaz, si vous avez lieu d'en douter, vous ne m'opposez donc qu'un être de raison, démenti par vos aveux, démenti par tous les faits publiés par vous-même; si bien, que lorsque vous avez voulu distinguer *les différences physiques de votre vapeur*, *d'avec les gaz connus*, vous avez été contraint d'avouer, qu'*ici l'expérience vous manque*, p. 92. Et que peut-on faire en physique sans expérience? Rien; vous en convenez, Docteur, car, vous avez déclaré, que *vous n'aviez rien à répondre à l'expérience*, p. 68. Enfin, vous avez déclaré que l'*expérience est plus sûre que le raisonnement*, p. 127. Mais cela ne vous a pas empêché d'opposer le raisonnement à l'expérience: tant vous êtes peu d'accord avec vous-même. Vous l'êtes si peu, qu'après avoir affirmé que *Gerard* a été asphyxié par une vapeur que vous vous n'avez pu *observer* ni définir, vous avez été forcé de convenir qu'il n'existoit dans cette fosse aucun signe de Méphitisme. Je viens de le prouver par votre propre ouvrage imprimé trois ans après votre *détail*. Donc *Gerard* n'est pas mort

(1) Elém. de Chym. T. 1, p. xiij.

par l'effet du Méphitisme ? Mais supposons pour un moment que votre vapeur a existé, supposons que le bout de l'échelle a pu la dégager du fond de la fosse ; il vous restera toujours à nous expliquer comment cette vapeur n'a pas asphyxié tous les ouvriers qui étoient à côté du pauvre *Gerard*, lors de sa chûte dans la fosse. *Et ce qui est encore important & juste de noter*, dites-vous, *c'est que*, PENDANT TOUT LE TEMPS *qui s'est écoulé depuis la chûte de* GERARD *jusqu'à la descente de* VEREL *dans la fosse*, M. MAILLE *n'a cessé de jeter du vinaigre & dans la fosse & sur les ouvriers qui y descendoient*, *& ne s'est* RETIRE' *que quand* GERARD *a été hors de la fosse*, p. 146. Donc *M. Maille* étoit à côté de *Gerard*, lorsque celui-ci perché *sur l'échelle chancela & tomba dans la fosse*, p. 18 *du détail*. Or, si *Gerard* a été asphyxié par le Méphitisme, pourquoi *M. Maille* & les camarades de *Gerard*, qui étoient à côté de lui, n'ont-ils pas éprouvé les funestes atteintes du Méphitisme ? Comment se pourroit-il que *Gerard* seul en eût été la victime ? Rappellez-vous, Docteur, que le grand Chymiste de l'Académie, *M. Lavoisier*, a vérifié, constaté & fait imprimer, que *le Méphitisme a autant d'action sur le premier que sur le dernier. Il a vérifié que les lumieres ne peuvent y résister, & que les animaux y sont frappés de mort.* Tandis qu'à la fosse de l'hôtel de la Grenade rien de tout cela n'est arrivé. Convenez, Docteur, que votre vapeur est bien singuliere. Ah, si elle eût existé, elle auroit renversé les expériences faites en pleine Académie, faites en pleine Société de Médecine : elle auroit renversé les principes les plus évidents de la Chymie & de la Physique expérimentale. Il ne faut donc pas être étonné si votre vapeur avoit alarmé tous les Savants & le public : heureusement on vous a écouté, vous vous êtes éveillé, & le rêve s'est évanoui. Que direz-vous à cela, Docteur ?

POISSON, dites-vous, *étoit soutenu par des cordes*, *il a été asphyxié*, p. 144. Donc ceux qui tenoient les cordes étoient au bord de la fosse ? Pourquoi donc aucun d'eux n'a-t-il été asphyxié ?

RAVEL, *ouvrier du Ventilateur*, AU MOMENT *où il mettoit le pied sur l'échelon*, *s'est senti affecté par le Méphitisme* QUI SORTOIT DE LA FOSSE, p. 145. Cependant vous assurez qu'*il n'a pas tardé de reprendre ses sens*, p. 52. Il n'a donc pas été asphyxié ? Or, puisque *le Méphitisme sortoit de la fosse*, ceux qui étoient au bord *pour tenir les cordes* étoient donc exposés à l'influence du Méphitisme ; pourquoi donc aucun d'eux n'en a-t-il été incommodé ?

VEREL, *autre ouvrier du Ventilateur*, *ayant voulu descendre dans la fosse*, SE SENTIT FRAPPE' DU MEPHITISME ; *il remonta* A L'AIDE DE SES CAMARADES, p. 145. Donc ses camarades étoient au bord de la fosse. Pourquoi donc ne furent-ils pas *frappés par le Méphitisme?* Direz-vous que *cette vapeur est de nature à se dissiper d'elle-même, quand on laisse les matieres tranquilles?* p. 84. Direz-vous que *le quatrieme & le cinquieme ouvriers ont été* BEAUCOUP *moins incommodés que les autres?* *ibid.* Direz-vous *que quand à la fin de la journée on est rentré dans le caveau, les animaux n'ont éprouvé dans l'air de cette fosse* AUCUNE INCOMMODITÉ *& les lumieres* AUCUNE ALTÉRATION? *ibid.* Que prouve tout cela? Cela prouve, selon votre certaine science, que le Méphitisme avoit absolument disparu de la fosse. Mais si le bout *de l'échelle a pu le développer*, si cette vapeur mortelle est sortie de la fosse, elle a donc rempli la cave où nous étions? Pourquoi donc aucun de nous n'a-t-il été asphyxié? Comment n'a-t-elle pas tué les oiseaux & le cochon d'inde? Comment les lumieres qui étoient dans la cave ont-elles pu y résister? Enfin, comment cette vapeur perfide, en sortant de la fosse, n'a-t-elle pas fait mourir tous ceux qui environnoient l'ouverture? Direz-vous, Docteur, que *les matieres étoient tranquilles*? *ibid.* Mais comment ces matieres ont-elles pu être *tranquilles*, lorsque le poids de l'homme en tombant dans le liquide a fait remonter le fond à la surface? Comment ont-elles pu être *tranquilles* lorsque *Verel* a accroché le noyé dans le fonds de la fosse, pour l'attirer à lui & le saisir avec les mains? Comment ont-elles pu être *tranquilles* lorsqu'on a retiré le pauvre *Gerard* du fond du gouffre? Pouvoit-on faire toutes ces manœuvres sans causer une très-grande agitation à la vanne? C'est bien alors que les flots de ce fluide se sont élevés du centre à la circonférence, & pour reprendre leur niveau, ils ont reflué de la circonférence au centre; par ce mouvement rétrograde la matiere solide du fond de la fosse a suivi l'impulsion générale, & c'est alors que votre vapeur ne s'est pas développée. En effet, *Verel* a pêché l'homme noyé sans le moindre accident, & vous voudriez nous faire croire, Docteur, qu'un bout d'échelle a pu produire ce que de très-grands mouvements n'ont pu faire? Il est évident que votre vapeur n'a jamais existé. Il est évident que le vinaigre avoit anihilé le Méphitisme de cette fosse; & si le Méphitisme y eût existé, il est certain que *Verel*, eût-il eu mille vies, il les auroit perdues. Cependant il en est sorti plein de vie. Donc votre vapeur n'a existé que dans votre seule imagination. En vain prétendrez-vous, que *Verel, ayant descendu quelques échelons, se sentit saisi par le Méphitisme*; pour anéantir cette allégation il n'y a qu'à faire attention à la suite de votre exposé, *cet ouvrier, remonta* UN MOMENT *pour reprendre ses esprits, il descendit de nouveau & tira de la vanne l'homme noyé*, p. 52. Mais s'il eût été incommodé *un moment* n'auroit pas suffi pour rétablir *Verel*,

& lui rendre ses forces au point de pouvoir tirer du fond du gouffre l'homme noyé. Je vous appelle, Docteur, en témoignage de cette vérité; car vous affirmez, que *celui qui se sera* SENTI *incommodé, sera surpris* SUBITEMENT *s'il se remet au travail avant d'être* TOTALEMENT *rétabli*, p. 103. Donc, *Verel* n'auroit pu se rétablir *totalement* dans *un moment*, sur-tout n'ayant pas quitté le bord de la fosse. Or, puisqu'il est descendu *un moment* après dans la fosse sans y être asphyxié, il est évident, par votre propre exposé, qu'il n'avoit pas été saisi par le méphitisme. Il ne l'a pas été, dites-vous, *parce que cet ouvrier est descendu à reculons & le visage* TOURNÉ *en* HAUT. *De cette maniere il a eu le temps de chercher son camarade* AVEC UN CROCHET & *de le retirer de la Vanne*, p. 52. Vous ajoutez, que *Verel*, LA TÊTE EN L'AIR, *n'a évité les funestes influences du Méphitisme qu'en détournant les organes de sa respiration*, p. 152. Quoi! *le visage tourné en haut & la tête en l'air*, cet ouvrier a pu se garantir du Méphitisme? Quel subterfuge! mais l'objet de *Verel*, en descendant dans la fosse, étoit de pêcher l'homme noyé, qui, assurez-vous, *étoit enseveli sous la vanne, & cette vanne étoit verdâtre*; il ne pouvoit donc pas le distinguer. Or, vous avez déclaré, que *de l'ouverture de la fosse à la superficie de la vanne il y avoit* AU MOINS *cinq pieds de profondeur dans ce moment, ce qui suppose*, ajoutez-vous, *une fosse d'une grande étendue*, ET UNE MASSE ÉNORME *de gaz*, p. 85. Vous avez déclaré aussi que dans cet instant *il y avoit* UNE COUCHE CONSIDÉRABLE *de vanne*, *ibid.* Il a donc fallu de nécessité que *Verel* descendit jusqu'à la surface de la vanne, il étoit donc plongé dans *une masse énorme* DE MÉPHITISME: comment-donc votre vapeur ne l'a-t-elle pas asphyxié quoiqu'il eut *le visage tourné en haut & la tête en l'air*? Et si *Verel*, n'étoit pas descendu jusqu'à la surface de la vanne, comment auroit-il pu atteindre le noyé *qui étoit enseveli sous une couche considérable de vanne?* Et cette couche avoit au moins huit pieds de profondeur; comment se peut-il que *Verel*, dans la fosse, ait pu se garantir du Méphitisme, tandis que *Gerard*, perché au haut de l'échelle, en avoit été, dites-vous, la victime? Mais si c'étoit dans cette région que le Méphitisme exerçoit ses ravages, pourquoi *M. Maille* & les ouvriers qui étoient à côté de *Gerard*, n'ont-ils pas été asphyxiés? Ne perdez pas de vue que *Gerard* perché sur l'échelle avoit sa tête à dix pieds au moins de distance de la surface de la vanne lorsqu'il est tombé dans la fosse. A la même distance *Verel*, dites-vous, a éprouvé les effets du Méphitisme; & lorsque cet ouvrier a été plongé dans la sphere d'activité du Méphitisme, il en est sorti un quart-d'heure après plein de vie & de santé, si bien qu'il n'a pas perdu ses forces; & s'il les avoit perdues, comment auroit-il pu retirer le noyé du fond du gouffre ? Ce n'est pas tout, Docteur, voici encore une petite difficulté que je vous prie de résoudre. Il s'agit de savoir comment *Verel* a pu chercher & saisir *avec un crochet*, la pauvre victime qui étoit au fond de la fosse, & l'en retirer, tandis qu'il *avoit le visage tourné en haut & la tête en l'air* ? Pour peu que vous y eussiez réfléchi, vous auriez compris qu'il y a une impossibilité physique à un homme *qui a la tête en l'air & le visage tourné en haut*, de pouvoir atteindre avec un crochet à huit pieds au-dessous de ses pieds ; car la tête ainsi contournée *Verel* ne pouvoit qu'être droit : il ne pouvoit donc qu'atteindre tout au plus avec son *crochet* la superficie de la vanne, donc il ne pouvoit pas *accrocher* dans le fond de la fosse l'homme noyé ? Donc pour l'atteindre il a fallu absolument que *Verel* courbât toute sa personne ; il a donc été forcé de diriger les organes de la respiration très-près de la vanne, dans le moment même qu'il attiroit à lui la pauvre victime, il a fallu aussi diriger ses regards de ce côté pour pouvoir le ramener à lui, & le tirer d'*une couche considérable de vanne*. Or, dans cet instant les matieres n'étoient certainement pas *tranquilles* : qu'étoit donc devenue cette singuliere vapeur qu'un bout d'échelle, dites-vous, avoit dégagée du fond de la fosse ? Qu'étoit devenue cette vapeur lorsque *Verel* a lié avec une corde l'homme noyé, surtout lorsqu'il l'a pris à brasse-corps pour le retirer de la fosse ? Qu'étoit devenue cette vapeur lorsqu'on a étendu à nos pieds le pauvre *Gerard*, qui alors étoit couvert de gadoues ? Qu'étoit devenue cette vapeur, lorsque cinq hommes porterent cette pauvre victime entre leurs bras, depuis la cave jusques dans la rue ? Il est évident que cette vapeur n'existoit pas ; car aucun de nous ni aucun d'eux, n'a été asphyxié ; pas même l'*enfant malade d'une phthisie pulmonaire*, p. 61. Sous le nez duquel passa ce lugubre convoi. Vous voyez, Docteur, que tous les faits déposent contre votre vapeur : joignons-y ceux que voici.

☞ Vous prétendez que la vapeur ne s'est dégagée que lorsqu'on a placé l'échelle dans la fosse ; pourquoi donc ne s'est-elle pas développée lorsque *vous avez fait remuer la matiere avec une perche*, p. 44. Pourquoi ne s'est-elle pas manifestée lorsqu'on a placé l'*échelle dans la fosse pour y pêcher le premier seau qui y étoit tombé* ? p. 49. Certainement, si cette vapeur eût existé *Héron* auroit été asphyxié ; tandis que vous avez déclaré dans le *détail*, que *lorsqu'il fut remonté, il ne se plaignit pas d'avoir été incommodé*, p. 17. Ce que vous avez répété crainte de méprise, en ces termes : *Le premier ouvrier qui y étoit descendu ne s'étoit* PLAINT D'AUCUNE INCOMMODITÉ, p. 18. Enfin, pourquoi votre vapeur ne s'est-elle pas développée pendant qu'*on a puisé avec des seaux 28 tonneaux de vanne verdâtre ?* C'est alors, que les mouvements rapides & consécutifs

consécutifs des seaux auroient dû la dégager par l'agitation violente qu'éprouvoit le liquide. Comment se peut-il donc faire que rien n'ait pu développer votre vapeur que le bout de l'echelle? Quoi! cette vapeur n'auroit pu se développer que lorsqu'on a placé pour la seconde fois l'échelle dans la fosse? Ah, Docteur! que vous devez avoir sué à grosses gouttes, lorsque vous avez enfanté cette singuliere idée! Quel malheur pour vous, qu'elle soit démentie par tous les faits & par les expériences physiques & chymiques que vous avez faites vous-même. Consolez-vous, Docteur, car, c'est ainsi que la vérité se joue, de ceux qui veulent lui nuire. C'est elle qui vous a forcé de publier, que *le Méphitisme est* ACCOMPAGNÉ D'UNE ODEUR FADE, *odeur, qui*, assurez-vous, *n'existoit* EN AUCUNE FAÇON *dans la fosse de l'hôtel de la Grenade*, p 154. Donc le pauvre *Gerard* n'est pas tombé dans la fosse par l'effet du Méphitisme? Car vous affirmez, que *le Méphitisme n'y existoit en aucune façon.* Certainement une vapeur qui *n'a existé en aucune façon*, n'a pu en aucune *façon* causer un accident. Je conçois maintenant pourquoi *M. Maille*, & les ouvriers qui tenoient les cordes n'ont pas été asphyxiés par la vapeur méphitique; ils ne pouvoient l'être, puisque votre nez vous a prouvé, ainsi que les lumieres & les animaux, que *le Méphitisme n'existoit dans cette fosse en aucune façon.* Graces au vinaigre! Voilà donc l'énigme expliquée par vous-même, Docteur, J'ai donc eu raison de soutenir que *Gerard* n'avoit pas péri par l'effet du Méphitisme? Cela est évident. J'ai donc eu raison de dire que là où un homme a été asphyxié par une vapeur Méphitique, tous ceux qui y sont exposés en sont les victimes? Aussi votre prévoyance m'a rappellé la catastrophe arrivée à l'égoût de la porte S. Antoine; ce triste événement vient à l'appui de la these que je soutiens, ce qui me détermine à le transcrire ici tel que vous l'avez publié. C'est le moyen de vous prouver que

Jamais de la nature il ne faut s'écarter.

Boil.

Sept ouvriers, dites-vous, *étoient entrés dans cet égoût. Un d'eux sortit pour chercher du secours, dont il avoit lui-même besoin.* IL OSA Y RENTRER *accompagné de plusieurs personnes, il chargea un de ses camarades, revint* ET TOMBA FRAPPÉ D'ASPHYXIE. *Les cinq autres furent promptement retirés: trois avoient perdu la vie; & un quatrieme expira peu de temps après. Parmi les soldats de la garde, & les autres assistants qui avoient donné des secours à ces malheureux,* PLUSIEURS *furent attaqués* D'ASPHYXIES com-

mençantes. Un Caporal fut pris, on craignit POUR SA VIE. PLUSIEURS *soldats eurent des maux de tête & d'estomac, des nausées* ET DES DÉFAILLANCES TRÈS-OPINIATRES. *Une femme qui avoit concouru au soulagement des asphyxiés fut* ATTAQUÉE TRÈS-VIVEMENT, pag. 153. *& suiv.*

Donc, tous ceux qui sont exposés aux funestes effets du Méphitisme en sont les victimes ? Donc, le Méphitisme ne s'évapore pas dans un instant ? Donc, si votre prétendue vapeur méphitique eût existé dans la fosse de l'hôtel de la Grenade, tous les ouvriers & nous, y aurions été asphyxiés ; sur-tout *Verel*, qui a retiré l'homme noyé du fond du gouffre. Or, *Verel* n'y est pas mort, il n'y a pas même été incommodé ; donc le vinaigre avoit anihilé le Méphitisme de cette fosse. Donc l'homme noyé n'est pas tombé dans la fosse par l'effet du Méphitisme. Passons à d'autres preuves, car dans une affaire de cette importance, on ne sauroit assez les multiplier, puisque de là dépend la conservation de la santé & de la vie d'une foule de malheureux ouvriers, qui sont voués par la misere à des travaux aussi pénibles qu'ils sont dégoûtans & dangereux. Et je crois faire une œuvre méritoire de consacrer pour eux, mes veilles, ma fortune & mes travaux. O pauvre humanité ! c'est pour toi seule que je combats ; je ne fais consister mon bonheur que dans ta félicité, j'y joins celui d'avoir la vérité pour guide.

A quel signe certain peut-on connoître qu'un homme a été asphyxié par une vapeur Méphitique quelconque ?

Les signes certains qui prouvent que l'asphyxie a eu pour cause un gaz méphitique, est l'état convulsif & le *tetanos*. Celui-ci s'annonce par la roideur de toutes les parties du corps. Et toutes les fois que ces signes caractéristiques n'existent pas, on peut affirmer avec connoissance de cause, que l'asphyxie ne dépend point du Méphitisme. Mais quelles sont les vapeurs méphitiques qui causent *toujours* le spasme convulsif & le *tetanos* ? Vous avez prévu, Docteur, cette question ; or, voici votre réponse. *Le Méphitisme est cette propriété par laquelle certaines vapeurs agissent sur* LES ANIMAUX, *de maniere à suspendre l'exercice des fonctions vitales. Les causes généralement connues du Méphitisme, peuvent se rapporter à la classe des substances aériformes* NON RESPIRABLES *nommées gaz, ou rangées dans la classe des effluves* ODORANTS. *Le gaz inflammable, le gaz crayeux, le gaz alkalin, le gaz hépatique sont* TOUS *décidément méphitiques.* Vous ajoutez qu'*on pourroit croire que* LES ODEURS *ne sont méphitiques qu'autant qu'elles sont jointes à des vapeurs de la nature des gaz*, p. 74, & *suiv.* Et comme notre discussion, Docteur, n'a pour objet que le Méphitisme putride, je vous rappellerai seulement ici, que vous avez déclaré que ce gaz méphitique est de nature alkaline, & que l'*odeur infecte* y est si inhérente que c'est elle qui annonce sa malignité. Vous avez déclaré aussi que les autres gaz sont étrangers à la putréfaction, & vous l'avez publié après l'avoir vérifié & bien constaté. Ainsi nous voilà d'accord sur tous ces faits. Il s'agit actuellement de savoir, Docteur, si les signes que j'indique pour connoître si l'asphyxie a été causée par le Méphitisme, si ces signes, dis-je, sont véritables. Ma victoire dépend de votre aveu, & je l'attends de votre complaisance. Eh, Docteur prévoyant ! dispensez-vous de parler; car, vous avez fait imprimer ce que je desire. En voici la preuve. *Les effets du Méphitisme*, assurez-vous, *ne se bornent pas à une respiration simplement supprimée, ils portent* TOUJOURS *les caracteres ou du spasme ou de la stupeur, c'est-à-dire, ceux du systême nerveux* FORTEMENT *affecté ; par conséquent une forte impression sur les nerfs* PAR L'ENTREMISE DE L'ODORAT, *peut sensiblement frapper & suspendre les fonctions vitales*. p. 75. Donc le spasme est un signe qui indique que l'asphyxie dépend d'une cause méphitique. On ne peut donc s'y méprendre ; car vous en êtes si persuadé, que vous avez dit & redit dans votre nouvel écrit, que l'*asphyxie cause* TOUJOURS LES SPASMES *convulsifs & le* TETANOS ; ce que vous avez répété, crainte d'équivoque, aux pages 58, 75, 96, 99, 100, 101 & 136, & afin qu'il ne reste nul doute à cet égard, vous avez voulu joindre votre expérience à celle de l'inspecteur *Verville* ; vous l'avez consulté, parce que vous ne pouvez ignorer qu'il est journellement témoin des asphyxies de ses camarades, qui, sans cesse exposés aux funestes influences du Méphitisme, que ne peuvent corriger ni le feu, ni la chaux en poudre, ni les soufflets du Ventilateur, quoi qu'en aient dit *MM. Cadet*, *Laborie* & *Parmentier*, le *sieur Verville*, dis-je, vous a appris, qu'il y a cinq especes d'asphyxies causées par le gaz putride ; & d'après les signes qu'il vous en a donnés, vous avez conclu, en grand professeur, que LE SPASME, *plus ou moins* VIOLENT, EST TOUJOURS *le symptôme* DOMINANT, pag. 101. Ainsi, point de *spasme*, point de cause méphitique. C'est ainsi que vous l'avez observé, & que l'observe journellement l'inspecteur *Verville*. Et pour donner plus de poids à vos deux autorités, vous y avez joint le témoignage essentiel de la Société Royale de Médecine, qui a déclaré dans son rapport du quinze Mars 1785, fait au sujet de votre nouvel écrit, la sentence mémorable que voici. *Les accidents causés par le*

Méphitisme ne se bornent pas aux seuls effets d'une respiration simplement supprimée; ils portent TOUJOURS, *toujours*, TOUJOURS, *les caracteres du* SPASME, p. 171. Vous voyez, Docteur, que je suis d'accord avec vous, que je suis d'accord avec *M. Verville*, l'inspecteur; enfin, je suis *toujours* d'accord avec la Société de Médecine. Et s'il y a à cet égard la moindre difficulté, je me ferai *toujours* un plaisir de vous rappeller à vous-même. Je me ferai *toujours* un devoir de vous opposer des faits, des expériences, des résultats, dont vous avez pu juger vous-même par le rapport de vos sens extérieurs. C'est la seule route que je tiendrai *toujours*, pour vous ramener dans le sentier de la vérité.

A quel signe peut-on connoître qu'un homme a péri par la frayeur?

On le connoît à l'affaissement général du systême musculeux & nerveux, conséquemment c'est l'inverse des signes qui se manifestent lors d'une asphyxie par cause méphitique; & n'oubliez pas, Docteur, que la frayeur porte pour symptômes la pâleur, les yeux sont ternes & flétris, la bouche est béante, toutes les parties sont très-flexibles; enfin le corps est glacé: ces signes sont avoués de tous les Physiologistes, de tous les Médecins & de tous les Métaphysiciens. Etes-vous de ce sentiment, Docteur? Pour être instruit de votre opinion à ce sujet, il est question de savoir:

Quelle a été la cause de la chûte du pauvre GERARD *dans la fosse?*

Vous soutenez, Docteur, que cet homme n'est tombé dans la fosse que par le seul effet du Méphitisme. Et comment se peut-il que cet infortuné ait été asphyxié par le Méphitisme, puisque je viens de prouver par vos propres déclarations, que le vinaigre & la litiere avoient anihilé le Méphitisme? J'ai dit, & j'affirme encore ici, que cet homme n'est tombé dans la fosse que parce qu'on a eu l'imprudence de l'effrayer; je l'ai prouvé dans mes précédentes lettres, d'une maniere bien évidente. Voici votre réponse: *il est* FAUX *qu'on ait effrayé cet homme*, p. 151. Vous ajoutez: *les symptômes qui ont affecté les hommes qui ont tenté de retirer de la fosse ce malheureux, ne sont pas ceux de la* FRAYEUR, p. 152. Ah, Docteur! mon usage n'est pas d'apostropher personne, je vous abandonne ce plaisir, & je me réserve celui de vous opposer sans cesse à vous même, & de vous vaincre avec vos propres déclarations. Or, rappellez-vous, que vous avez confessé & fait imprimer, que LA CRAINTE *étoit une des affections qui occupoit mes ouvriers*, p. 152. La crainte! qu'est-ce que *la crainte*? L'Académie Françoise répond; *crainte, appréhention*, PEUR, sont synonymes. *La crainte est excitée dans l'ame par un mal avenir. On peut donner & inspirer de la crainte à quelqu'un.* Je crois, Docteur, que vous n'avez rien à répondre à cette explication. Actuellement il faut savoir ce qu'on entend par *la frayeur*: la même Académie, bon juge dans cette partie, déclare, que *la frayeur*, *la peur*, LA CRAINTE, sont des mots synonymes. *La frayeur est mortelle, la frayeur trouble l'esprit, on tremble de frayeur*, conséquemment on tombe de frayeur. En doutez-vous, Docteur? Lisez le Dictionnaire Encyclopédique, vous y verrez, que *les synonymes* DE LA CRAINTE, *sont*, *l'alarme*, LA TERREUR, *l'effroi*, LA FRAYEUR, *l'épouvante*, LA PEUR, *l'appréhension*. Or, puisque vous convenez que *la crainte* s'étoit emparée de l'esprit de mes ouvriers, j'ai donc dit la vérité, lorsque j'ai annoncé à toute l'Europe qu'on avoit effrayé ces pauvres gens. Et quoique vous ayez avoué, que *la crainte étoit une des affections qui occupoit les ouvriers*, vous prétendez, que *les symptômes qui se sont manifestés ne sont pas ceux de la frayeur*, p. 152. Docteur, Docteur! tout ce que vous dites implique TOUJOURS contradiction; car, comment *la frayeur* ne se manifesteroit-elle pas par les signes de la frayeur? Comment avez-vous osé faire imprimer un paradoxe aussi révoltant? Vous qui avez publié les symptômes qui se sont manifestés sur ces gens-là; symptômes qui sont précisément ceux de la plus grande frayeur. Ouvrez vos yeux, Docteur, & lisez ce que vous avez écrit & signé de votre main. Vous affirmez, que LES YEUX du pauvre *Gerard* ETOIENT TERNES ET FLETRIS. Vous affirmez, que *sa mâchoire* TOMBA, *& s'abaissa sur sa poitrine.* Vous affirmez, que *ce mouvement étoit plutôt l'effet d'un* RELACHEMENT *que d'une* ACTION, p. 156, *& suiv.* Vous affirmez, que *son corps étoit* GLACÉ, p. 131. Enfin, vous affirmez, que POISSON *avoit sa tête pendante sur la poitrine & les extrémités* FROIDES, p. 51 & 55. Certainement, voilà les symptômes les plus évidents de *la frayeur*; car, *le relâchement* général dans les systêmes nerveux & musculaires démontre combien ces pauvres gens avoient été effrayés; & fut-il jamais des signes plus manifestes & plus démonstratifs de *la frayeur*? Ces symptômes vous ont paru si évidents que vous n'avez pas hésité de les publier, tant est grande votre prévoyance; & afin que personne n'en prétende cause d'ignorance, & que les mal-intentionnés ne puissent se méprendre sur ces signes, vous leur avez déclaré, que LA CRAINTE, c'est-à-dire *la* *frayeur*, *s'étoit* emparée de ces pauvres ouvriers. *Celui qui craint*, dit Montagne, *souffre déja dès qu'il craint.* Il n'est donc pas étonnant, que *plusieurs expériences aient prouvé* au très-célebre M. Zimmermann, *que les frayeurs subites causent des défaillances mortelles & même une mort subite.* ON PALIT, *parce qu'alors le sang reflue au centre*, *& le cœur quelquefois creve.* LA CRAINTE, ajoute ce grand homme, *affoiblit les forces du cœur*, RELACHE *& refroidit tout le corps.* (1) LA TERREUR, dit-il, *cause des battements de cœur*, *des défaillances*, *des foiblesses subites*, *des tremblements*; *les genoux fléchissent*, *de sorte que l'homme ne peut se sauver*; LA TERREUR *cause* LE RELACHEMENT *au point que* LA FRAYEUR *est suivie d'une* EXTRÊME *foiblesse*, *ibid.* p. 224. Tous ces symptômes ont été observés par *Galien*, *Paré*, *Haller*, *Tissot*, *Sauvage*, & autres célebres Médecins. C'est donc *la crainte* causée par des cris inattendus qui a porté le désordre dans le moral & le physique de mes pauvres ouvriers. On ne peut en douter, car vous convenez, Docteur, que LA CRAINTE s'étoit emparée de ces pauvres gens. Et malgré que vous en conveniez, vous soutenez que *Gerard n'étoit pas pâle.* Quelle contradiction ! écoutez, Docteur, un des hommes qui s'est le plus occupé de l'homme moral par la connoissance de l'homme physique ; le célebre *M. l'abbé Pernetti*, de l'Académie Royale de Berlin, vous déclare, que LA PALEUR *accompagne* LA CRAINTE, *ainsi qu'un certain tremblement. Mais un des principaux effets de* LA CRAINTE, dit-il, *est d'affoiblir les genoux*, *de les rendre peu stables*, ET LE FROID, *se glisse alors dans les veines.* (2) *Dans la crainte*, dit le célebre le Camus, *le visage pâlit*, *les pas sont mal assurés*, *toute l'habitude du corps devient tremblante.* (3) Voilà donc pourquoi le pauvre *Gerard* étoit *pâle* & froid comme *la glace.* Les symptômes de *la crainte* sont donc ceux de la frayeur ? Aussi ils ont été observés & décrits par *Lucanus*, *Ciceron*, *Virgile*, *Lucrece*, & autres auteurs célebres. C'est donc dans l'ordre physique de tous les siecles que *la crainte* cause *la pâleur*, (4) cause un froid *glacial*, cause la syncope, la chûte du malade & sa mort. C'est donc *la*

---

(1) Traité de l'Exp. T. III, p. 229, *& suiv.*

(2) Connoissance de l'homme moral par le physique, T. II, p. 416 édition de Berlin 1776.

(3) Méd. de l'esprit. T. I, p. 268.

(4) *La peur* a toujours pour signe *la pâleur*, témoin les deux médailles de la famille *Hostilia*, dont parle *Fulvius Vosinus*; elles représentent *la peur & la pâleur.* La Mythologie, dont l'origine se perd chez les Grecs, a toujours annoncé la pâleur comme compagne inséparable de la peur. *La peur*, dit Sauvage, *se manifeste par la pâleur.* Actes d'Upsal.

crainte qui a porté *la terreur* dans l'ame du pauvre *Gerard*, c'est elle qui lui a fait flechir les genoux & a causé sa chûte dans la fosse. C'est donc *la frayeur* qui a été la cause immédiate de sa mort ? C'est donc *la crainte* qui a imprimé sur son visage une pâleur mortelle ? C'est *la crainte* qui a *flétri ses yeux*, & qui en a *terni* l'éclat. C'est *la frayeur* qui *a relâché* tous ses muscles, au point que *sa mâchoire tomba & s'abaissa sur sa poitrine*. Enfin, c'est *la crainte* qui a rendu *son corps glacé*. Oui, Docteur, vous convenez de la cause, vous convenez des symptômes, j'ai donc dit la vérité lorsque j'ai publié que l'infortuné *Gerard* n'est mort que par la frayeur. Je viens de le prouver par vos propres expressions : c'est ainsi que vous l'avez écrit & signé ; or, *ce qui est écrit est écrit*, il n'y a plus moyen de s'en dédire. Mais :

Est-il vrai qu'on a effrayé l'homme qui est tombé dans la fosse?

Les symptômes que vous avez fait imprimer, Docteur, le prouvent, je viens de les mettre sous vos yeux, & vous voyez que je n'en ai altéré ni le sens, ni les expressions. Mais dans une affaire aussi grave, on ne sauroit assez multiplier les preuves : car, vous m'accusez, Docteur, *de faux*, *d'ignorance*, &c. je dois me justifier de toutes vos imputations. L'honneur & l'humanité m'ont mis la plume à la main, & je ne dois la quitter que lorsque j'aurai imposé silence aux ennemis de ma découverte ; ou du moins que je les aurai réduits à convenir des faits que j'ai publiés pour ma justification ; vous m'en avez déja accordé un grand nombre, Docteur ; cependant pour ne pas avoir l'air de mordre la poussiere de l'arène, vous contestez les faits les plus évidents, les mêmes faits que vous m'accordez : quelle étrange maniere de vous justifier ! *Il est* FAUX, dites-vous très-poliment, *qu'il y ait eu beaucoup de tumulte dans* LA FOSSE, *& que ce tumulte ait pu effrayer cet homme*, p. 151. Hélas, Docteur ! je n'ai jamais dit qu'il y ait eu du tumulte *dans la fosse*, vous me faites tenir un langage qui m'est étranger. Mais j'ai dit, & je ne cesserai jamais de le répeter, qu'il y a eu *beaucoup de tumulte* DANS LA CAVE, à l'instant que *Gerard* mit le pied sur l'échelle, & je l'ai prouvé par les propres expressions du fameux *détail*. Faut-il le prouver par les vôtres, Docteur ? Eh bien ! j'y consens. Voyons ce que vous avez dit. Vous avez déclaré, que *lorsqu'on établit* DE NOUVEAU *l'échelle dans la fosse*, ON N'APPREHENDOIT RIEN. Pourquoi cela ? Parce que, assurez-vous, *il y avoit peu d'instants que du papier avoit* BRULE' FACILEMENT *dans la fosse*. D'ailleurs, l'*ouvrier qui y étoit descendu à la vingtieme tinette*, NE S'ETOIT PLAINT DE RIEN, p. 51. Voilà deux preuves bien manifestes que le vinaigre avoit neutralisé le Méphitisme *de cette mauvaise fosse*. Joignons-y, que vous avez vérifié & bien consconstaté qu'il n'y existoit aucun gaz ni aucune odeur méphitique ; témoin les lumieres & les animaux, témoin l'odorat de mes Commissaires. Aussi vous affirmez qu'*on n'appréhendoit rien. Cependant on* PARLA DE LIER *celui qui alloit descendre*, *ibid.* Et voilà justement ce qui l'a effrayé. Car, pourquoi parler *de lier cet homme*, puisqu'*on n'appréhendoit* RIEN ? Pourquoi en parler, sur-tout dans le moment qu'*il descendoit l'échelle avec rapidité*? p. 18, du *détail.* Mais qui est-ce qui *parla & insista de le lier* ? DES PERSONNES, *ibid. Des*, signifie plusieurs. Ainsi *plusieurs personnes* ont eu l'insigne imprudence *de parler & d'insister* à vouloir *lier cet homme*. Or, elles n'ont pu *parler* à la fois, elles n'ont pu *insister* à la fois, & cela dans un instant rapide, sans faire du tumulte. Et ce tumulte fut d'autant plus inoui, qu'il succéda au plus morne silence. En falloit-il davantage pour effrayer le pauvre *Gerard*? En falloit-il davantage pour le faire tomber dans la fosse? Je vous le demande à vous, Docteur, qui l'avez vu & entendu? Il se présente ici une grande difficulté. C'est de savoir, comment *plusieurs personnes* ont pu avoir à la fois l'idée de lier cet homme, sur-tout dans un instant aussi rapide que la pensée, sur-tout *n'appréhendant rien !* Si nous consultons les plus grands Métaphysiciens, tels que *Descartes*, *Locke*, *Malebranche*, *Reid*, *Bonnet*, *Condillac*, &c. ils nous diront, que la pensée d'un homme qui observe, ne peut se rapporter qu'à l'objet soumis à l'observation. Or, dès qu'on *n'appréhendoit rien*, donc rien n'a pu faire naître l'idée de *lier* le pauvre *Gerard*. D'où à donc pu venir à *plusieurs personnes* l'idée subite de lier cet homme, tandis qu'elles avoient laissé descendre tranquillement le premier ouvrier : aussi *il remonta sans se plaindre d'être incommodé ;* c'est ainsi que vous l'avez déclaré & signé ; donc tout prouve que le tumulte a effrayé l'infortuné *Gerard*, & ce tumulte n'a eu lieu que par l'imprudence de *plusieurs personnes* : en un mot, *Gerard* a été la victime d'une multitude d'imprudences. D'abord on avoit effrayé mes ouvriers par les récits qu'on leur avoit faits, des malheurs très-fréquents arrivés à cette malheureuse fosse, lors des précédentes vuidanges faites par les Ventilateurs. Mais on commit une bien plus grande imprudence, c'est vous, Docteur, qui me l'avez apprise : vous affirmez, que HERON *dit à* GÉRARD, *prends garde à toi* ! quels propos ! c'étoit bien le moyen de lui rappeller en peu de mots les tristes récits qu'on leur avoit faits ; c'étoit frapper cet homme de la plus insigne frayeur. Et à ce prélude, succéda le tumulte. Que ne dût-il pas faire sur le pauvre *Gerard*, que *la crainte & la peur* avoit déja saisi ? sa chute fatale dans la fosse a prouvé combien la frayeur s'étoit emparée de son ame. Cependant vous prétendez, Docteur, que *Gerard répondit à Héron, si vous avez* PEUR *moi je ne l'ai pas*, p. 144. Et quel est l'homme mourant de *peur* qui avouera qu'il a *peur?* L'amour-propre mettra toujours obstacle à cet aveu; car personne n'aime à passer pour poltron. Il résulte de tout ceci, que mes ouvriers avoient *peur*, & voilà ce qu'il m'importe de prouver; & puis-je mieux le prouver que par vos propres déclarations? Or, personne n'ignore que *la crainte, la peur* & la frayeur se communiquent & se propagent avec une rapidité inconcevable; je pourrois citer ici une multitude d'exemples, je pourrois y joindre de bonnes autorités: mais je me borne à celles que j'ai rapportées dans mes précédentes lettres. Je dirai seulement ici qu'il est de fait qu'on peut à volonté causer à celui qui s'y attend le moins, la plus grande frayeur, témoin ce qu'a dit à ce sujet l'Académie Françoise; elle assure, qu'*on peut donner & inspirer de la crainte. Les terreurs paniques*, dit l'Académie des Sciences, *se propagent avec rapidité.* Rapp. 11 Août 1784. On peut donc à volonté causer le plus grand désordre dans le physique & dans le moral de l'homme même le plus intrépide. Si vous en doutez, lisez l'Encyclopédie, vous y verrez que *la crainte de la mort est capable d'ébranler l'homme courageux.* Il n'est donc pas étonnant que le propos peu circonspect de *Héron*, & le tumulte qui y succéda, aient causé *la crainte & la peur à Gerard.* Il n'est pas étonnant qu'il en ait été la victime, il n'est pas étonnant que les signes de la frayeur se soient manifestés sur toute sa personne, & je ne cesse de vous les rappeller, Docteur, pour que vous les graviez dans votre mémoire; ainsi rappellez-vous, que *ses yeux étoient ternes & flétris*, que *sa mâchoire tomba & s'abaissa sur sa poitrine*, que *ce mouvement étoit plutôt l'effet d'un relâchement que d'une action*, que *son corps étoit glacé.* Joignez-y qu'il étoit *pâle* comme la mort, car les symptômes de la frayeur y paroissoient par-tout. *Ubique pavor. Virg. Eneid.* 1, 368. Et ne perdez pas de vue, Docteur, que *les effets généraux de la peur, sont de resserrer tous les petits vaisseaux, & de repousser le sang vers l'intérieur*; de là résultent la pâleur, *le saisissement général, le tremblement, les palpitations, les évanouissements, la* MORT. Tel est le témoignage qu'en a rendu l'illustre *M. Tissot*; il ajoute, que *les convulsions & l'épilepsie dépendent de la peur: suite horrible d'un mauvais badinage.* Avis au Peuple. T. II, p. 210. Que ne dut donc pas faire sur l'esprit de l'infortuné *Gerard*, le propos indiscret de *Héron*, & sur-tout le tumulte auquel il n'avoit pas lieu de s'attendre, sur-tout les cris redoublés de le lier? Idée sinistre! fatal moment! qui causa la chûte & la mort de cet infortuné. Que diront maintenant les détracteurs de ma découverte? Ah, Docteur, ils ne diront rien, vos déclarations les ont couverts d'*une confusion éternelle.*

Mais à de tels affronts pourquoi les exposer ?
Pourquoi contre vous-même allez-vous dépofer ?
Rac. Phed. Acte III, Sc. III.

L'homme qui a péri dans la fosse s'y est-il noyé ?

Si on s'en rapportoit à l'exposé du *détail* publié par les Commissaires de l'Académie & de la Société de Medecine, il y auroit eu une impossibilité physique que *Gerard* eût pu se noyer dans la fosse ; car, ces Messieurs ont présenté la fosse à sec, en disant, que cet homme *descendoit dans la fosse pour* RAMASSER *son seau*, p. 18. Or, vous savez, Docteur, que *ramasser* signifie *relever de terre*. J'ai prouvé dans mes précédentes lettres que cette fosse étoit presque pleine de liquide, lorsque ce pauvre ouvrier y tomba ; j'ai prouvé conséquemment qu'il s'y est noyé. Mes preuves ont été si péremptoires, si démonstratives, que je vous ai forcé, Docteur, d'avouer la vérité ; si bien que vous convenez qu'il y avoit dans cette fosse *une couche considérable de vanne verdâtre*, p. 85. Tandis que vous & vos collegues aviez annoncé AU ROI, & à toute l'Europe, que cette fosse étoit à sec. O VERITE'! est-ce ainsi que des hommes graves, des Académiciens ont osé te couvrir de sombres nuages ? Mais vous avec réparé en partie, Docteur, le tort que vous aviez fait à la vérité, en faisant la rétractation que voici.

A comparu *M. Hallé*, Médecin, &c. par devant la Société Royale de Médecine, les 28 Septembre, 1, 5 & 8 Octobre 1784, lequel de son bon gré a déclaré à haute & intelligible voix ce qui suit :

1°. *Qu'il a entendu* TRÈS-DISTINCTEMENT, *ainsi que M. Laumonier*, LE BRUIT *que Gerard a fait* EN PLONGEANT DANS LA VANNE, p. 151.

2°. Déclare, que *cet ouvrier fut enseveli sous la vanne*, p. 51.

3°. Déclare, que *cet homme est mort* PLONGE' *dans la vanne*, p. 54.

4°. Déclare, que ce pauvre malheureux *a été noyé sans doute*, p. 65. Ce que ledit *Mr. Hallé* a encore attesté & certifié véritable, aux pages 94, 130, 131, 151, *&c.*

Sur ce, la Société de Médecine a octroyé acte audit *Mr. Hallé* de ses déclarations, & afin de leur donner toute l'authenticité requise, & pour que personne n'en puisse prétendre cause d'ignorance, ladite Société a nommé Commissaires *MM. Poissonnier* & *Coquereau*, pour examiner de nouveau le manuscrit dudit *Mr. Hallé*. En conséquence ces Messieurs l'ont lu & relu, & après mûre réflexion, ils ont dressé leur rapport, dont lecture a été faite à ladite Société duement assemblée ; elle en a été si satisfaite, qu'elle en a ordonné la publication, ainsi que des déclarations dudit *Mr. Hallé* ; & afin qu'on y ajoute foi ladite Société, y a attaché en due & bonne forme le certificat qui déclare, que *le tout est conforme* à L'ORIGINAL, 15 Mars 1785. Signé, *Vicq d'Azir, Secretaire perpétuel.* Mais ce qui mérite encore attention, c'est que les registres de ladite Société contiennent le fameux *détail*, en date du 29 Mars 1782, qui déclare que la fosse étoit à sec: & on y a consigné, en 1785, la rétractation de *Mr. Hallé*, qui prouve non seulement qu'il y avoit dans la fosse beaucoup de liquide, mais encore que *Gerard* s'y est réellement noyé. Ainsi *Mr. Hallé* a signé le *détail* & sa rétractation à la grande satisfaction de la Société Royale de Médecine, & de celle du public. Avouez, Docteur ! qu'*il est avantageux d'avoir affaire aux gens qui disent le pour & le contre, on n'a besoin que d'eux* pour faire connoître la vérité.

Dans quel état étoit le pauvre GERARD *lorsqu'on le retira de la fosse ?*

Puisque vous avez affirmé, Docteur, que cet infortuné *a été enseveli sous la vanne*, il devoit donc être couvert d'ordures lorsqu'on le retira de la fosse ; cependant vous prétendez, que *M. le commissaire Laumonier vous a* ASSURÉ *que lorsqu'on* TIRA GERARD DE LA FOSSE *son visage étoit* VIOLET, *& non pas blême, ainsi que le dit M. Janin ; par conséquent*, dites-vous, *il a été asphyxié avant sa* SUBMERSION, p. 145. O QUELLE PREUVE, Docteur ! qu'elle a été peu réflechie ! en effet, vous opposez à plus de deux cents témoins impartiaux qui ont vu pendant plus de deux heures dans la rue le pauvre *Gerard*, & qui l'ont vu d'abord tout couvert de matiere ; qui l'ont vu lorsqu'on l'a lavé avec un nombre prodigieux de seaux d'eau ; enfin, qui l'ont vu pâle comme la mort, dont il étoit l'emblême : vous leur opposez, dis-je, un seul témoin. Et que dit ce témoin ? Ce que personne n'a vu ni pu voir. Eh, quel témoin ! un homme public, qui, oubliant le devoir de son ministere, a refusé avec obstination de me délivrer l'expédition du procès-verbal qu'il a fait lors de mon expérience. Et que faut-il de plus pour prouver sa partialité ? Voilà donc le témoin qu'on oppose à la multitude. Mais comment avez-vous pu écrire, Docteur, que ce Commissaire au Châtelet a vu que *le visage étoit violet* lorsqu'on retira *Gerard* de la fosse ? Vous qui avez affirmé que cet infortuné *étoit mort plongé dans la vanne*, p. 54. Vous qui avez déclaré, que *cette vanne étoit verdâtre, & sur laquelle* *surnageoit des matieres épaisses*, p. 42. Donc ces matieres épaisses, & cette vanne verdâtre, avoient formé une couche épaisse de matiere, sur tout le corps de cet infortuné; donc son visage étoit couvert de gadoues. Comment se peut-il donc faire que *M. Laumonier* ait pu distinguer *le visage de* GERARD *lorsqu'on le* RETIRA de la fosse ? Comment se peut-il qu'il ait pu distinguer la couleur de la peau à travers une couche *épaisse de matiere verdâtre*? Je le demande à vous, Docteur, qui avez fait imprimer le pour & le contre. Mais si le visage de *Gerard* eût été *violet* lorsqu'on le retira de la fosse, *MM. Fougeroux*, *le Roi*, *Hallé*, & sur-tout *M. l'abbé Tessier*, qui étoit là comme un Argus, l'auroient vu: & s'ils l'avoient vu, certainement ils auroient publié dans leur fameux *détail* un symptôme qui seul faisoit leur victoire: leur silence à cet égard prouve que le *Commissaire Laumonier* a fait un rêve. Rêve démenti par le fait, démenti par une multitude de témoins, démenti par le silence des Commissaires de l'Académie & de la Société de Médecine; enfin, démenti jusques par vos propres déclarations. Et si vous aviez vu *le visage de Gerard violet*, vous auriez dit, je l'ai vu; tandis que vous avez publié, *on m'a dit.* Quelle misérable preuve! ignorez-vous qu'on ne juge jamais sur des ouis-dire? Mais supposons pour un instant que *M. Laumonier* a vu ce qu'il étoit impossible à personne de voir: si donc il a vu à travers une couche de gadoues qui étoit sur le visage de *Gerard*, & s'il a distingué à travers un masque aussi épais, que la couleur de la peau étoit *violette*; comment concilierez-vous alors les symptômes que vous avez reconnus sur cette pauvre victime? Ah, pour le coup, Docteur, vous voilà aux prises avec un Commissaire au Châtelet; car il dit oui, & vous dites non. Qui de vous deux faut-il croire? Qui de vous deux a dit la vérité? C'est ce qu'il faut examiner.

Tous les gens instruits conviendront que si le visage de *Gerard* eût été *violet*, cette couleur auroit annoncé l'engorgement des vaisseaux sanguins & lymphatiques; dans ce cas toutes les parties de la face y auroient participé, si bien que les vaisseaux auroient été engorgés jusques dans l'intérieur de la tête, par le défaut du retour du sang par les jugulaires; dans cet état le visage auroit été tuméfié, c'est-à-dire, qu'il auroit été plus volumineux que dans l'état naturel. Qu'auroit-il résulté de cet arrêt des liqueurs du côté de la tête? Les yeux auroient été comprimés dans leurs parties latérales & postérieures; alors ils n'auroient pu se contenir aisément dans leurs orbites; ils auroient donc été chassés en dehors, ce qui auroit produit *des yeux saillants & éclatants*, & les paupieres n'ayant pas assez d'extention n'auroient pu couvrir les yeux; donc ils auroient été ouverts. Je dis plus, les articulations des mâchoires auroient été gênées au point que les dents auroient été fortement serrées, soit à cause de l'engorgement, soit à cause *du spasme convulsif & du tetanos*; car, selon vous-même, Docteur, ces signes se manifestent TOUJOURS sur les asphyxiés par cause méphitique. Enfin, si *le visage de Gerard* avoit été *violet*, dans ce cas, son corps auroit été *plus chaud que dans l'état naturel*, au témoignage même de l'Académie des Sciences de Paris.

Cependant vous avez fait imprimer, Docteur, que lorsque *Gerard* fut lavé, *ses yeux étoient ternes & flétris*, conséquemment les paupieres étoient fermées *à cause du relâchement*, *sa mâchoire tomba & s'abaissa sur sa poitrine*; & vous avez vérifié & bien constaté, que *ce mouvement étoit plutôt l'effet d'un* RELACHEMENT *que d'une action*, p. 56. Enfin, vous avez vérifié que *le corps* de cette pauvre victime *étoit* GLACE', p. 131. Donc ce que vous avez publié est l'inverse de la confidence que vous a faite à l'oreille *M. le Commissaire Laumonier.* Certainement un médecin, Membre de la Société Royale de Médecine, doit à tous égards mieux connoître les signes pronostics, & les symptômes caractéristiques, qu'un Commissaire au Châtelet; ainsi, Docteur, d'après vos déclarations il reste pour constant & bien démontré, que *Gerard* a été la victime de la frayeur; les symptômes que vous avez fait imprimer ont mis cette vérité dans toute son évidence; & vos déclarations, que *la crainte & la peur* avoient coopéré à sa chûte dans la fosse, ont porté mes preuves au *nec plus ultra.*

A-t-on donné à cette pauvre victime les secours nécessaires pour le rappeller à la vie?

Vous répondez à cela, Docteur, que *M. l'abbé Tessier ne l'a pas quitté*, *lui a fait jeter de l'eau* FROIDE *sur le ventre*, *sur la poitrine & sur le visage*, & cela à pleins seaux; *lui a fait prendre de l'alkali volatil dans de l'eau*, p. 55. Mais, Docteur, votre expérience vous a-t-elle démontré que ce traitement fût indiqué? Bien loin de là; car vous affirmez que L'ALKALI VOLATIL, *donné à l'intérieur avec toute sorte de ménagement*, N'A FAIT QU'AGGRAVER LES SYMPTOMES, p. 97. Pourquoi donc n'avez-vous pas empêché *M. l'abbé Tessier*, d'administrer *de l'alkali volatil*? Et l'*eau froide* convenoit-elle à l'état du pauvre *Gerard*? *Il est très-probable*, répondez-vous, *que l'air* FRAIS *& l'eau* FROIDE *perdent toute leur efficacité sur un* CORPS GLACE' : *la chaleur actuelle auroit pu devenir alors un secours* IMPORTANT, *comme elle* *l'est dans le traitement qu'on administre aux noyés*, p. 131. Donc l'eau froide & l'air frais ont nui à ce pauvre malheureux ; car vous avez déclaré *que son corps étoit* GLACE', *ibid.* Ainsi d'après votre propre exposé, d'après votre propre expérience, le traitement que lui a fait *M. l'abbé Tessier* a été plutôt contraire qu'avantageux : soit qu'on considere *Gerard* comme noyé, soit qu'on le considere comme asphyxié par le Méphitisme ; soit enfin, qu'on le considere comme l'ayant été par la frayeur. Car quelle étoit l'indication principale que se proposoit de remplir *M. l'abbé Tessier* ? Celle de remédier au Méphitisme qu'il prétendoit avoir causé l'asphyxie de *Gerard*. Donc l'alkali volatil étoit contr'indiqué, on ne guerit les maladies que par leurs contraires. *Contraria contrariis curantur*, a dit *Aristote*. Donc l'alkali volatil étoit contraire à l'objet que s'étoit proposé *M. l'abbé Tessier* ; cela est si vrai, que vous avez vérifié Docteur, que l'*alkali putride* est la cause immédiate de l'asphyxie dans les dépôts de putridité, & *M. l'abbé Tessier* vouloit neutraliser l'alkali putride avec de l'alkali volatil. Quel misérable traitement ! certainement *M. l'abbé Tessier* ne se seroit pas conduit de la sorte s'il avoit lu le rapport de l'Académie de 1778 ; il y auroit vu, que *MM. Cadet, Laborie & Parmentier, ont jeté* FORCE D'EAU FROIDE *au visage des ouvriers* asphyxiés pendant leurs expériences sur les latrines, *& qu'ils leur ont fait respirer de* L'ALKALI VOLATIL *sans s'appercevoir que ces secours aient été* D'AUCUNE UTILITE' *sensible*, p 54. Donc le traitement de *M. l'abbé Tessier*, ne convenoit point à l'infortuné *Gerard*. Donc ce n'étoit pas le moyen de le rappeller à la vie. Mais qu'a-t-il résulté de tout ce qu'on lui a fait ? *On croyoit*, assurez-vous, *sentir quelques frémissements dans le pouls*, p. 54. Il n'étoit donc pas encore mort ? Hélas, non ! il respiroit encore : si bien que vous affirmez, que le *sieur Verville a senti l'air qui s'exhaloit de la bouche* DU MORIBOND, pag. 57. Donc faute d'un bon traitement nos espérances s'évanouirent ? Tel est le témoignage que vous en avez rendu, Docteur, à la Société de Médecine & au public par la voie de l'impression. Et tandis que d'un côté, vous affirmez que *Gerard est mort plongé dans la vanne*, p. 54. de l'autre vous déclarez qu'il respiroit encore, une heure après qu'il eut été retiré de la fosse ; & pouvoit-il ne pas respirer, puisque vous certifiez que *le sieur Verville a senti l'air qui s'exhaloit de la bouche du* MORIBOND ? Or, puisqu'il respiroit encore, quel étoit le traitement qu'il lui falloit administrer ? Il falloit réchauffer *son corps glacé*, il falloit le laver avec du vinaigre chaud, il falloit lui faire respirer & avaler de cet acide. Vous le deviez, vous, Docteur, qui avez éprouvé les salutaires effets des acides dans un commencement d'asphyxie causée par *l'alkali putride*. Vous le deviez, puisque vous avez prétendu que *Gerard* avoit été la victime du Méphitisme. Et vous ne l'avez pas fait ! auriez-vous cru par-là me donner gain de cause ? Mais aucun motif ne devoit vous empêcher d'administrer à ce pauvre homme du vinaigre, d'autant mieux que l'académie a déclaré, que le *vinaigre paroît agir plus directement dans l'accident du plomb* ; c'est-à-dire du Méphitisme, *ibid.* p. 53. Elle a prouvé l'efficacité étonnante de cet acide, en rappellant promptement à la vie le Vuidangeur *Cholet*, *fortement asphyxié pendant les expériences de MM. Cadet, Laborie & Parmentier.* A peine *Cholet* eut-il respiré & avalé *du vinaigre*, qu'il fut entiérement guéri, *ibid.* p. 95. Vous avez éprouvé vous-même le même avantage. Enfin, trois ans après la mort de *Gerard*, vous avez encore rendu hommage aux acides, & notamment au vinaigre, en déclarant qu'il est efficace pour remédier promptement aux accidents causés par le Méphitisme. Vous citez plusieurs personnes qu'on a rappellées par ce moyen à la vie, p. 160 & 161. Vous citez en témoignage de cette vérité les écrits de *M. Cadet*, & ceux de la Société Royale de Médecine ; & vous affirmez, que *les ouvriers qui ont usé* ABONDAMMENT DES ACIDES *ont été promptement rappellés à la vie, ibid.* Donc le vinaigre neutralise promptement le Méphitisme. Pourquoi donc ne l'avez-vous pas employé sur l'infortuné *Gerard* ? Parce que vous saviez bien qu'il n'étoit pas asphyxié par le Méphitisme ; le seul aspect de son visage & de ses yeux, annonçoit à l'homme le moins instruit que cet homme avoit été la victime de la frayeur.

CONCLUSION.

Vous voyez, Docteur, que je n'ai eu besoin que de vos écrits pour vous combattre & vous couvrir de la poussiere de l'arêne dans laquelle vous m'avez forcé d'entrer ; je n'ai eu besoin que de vos écrits, pour faire connoître la vérité. Je n'ai eu besoin que de vos écrits, pour me justifier pleinement & entiérement de toutes vos imputations : & je crois, Docteur, que j'ai répondu aux plus graves, de maniere à vous mettre dans l'impuissance d'y rien objecter de solide. Croyez-moi, Docteur, les contradictions, les inconséquences & les subterfuges que vous avez employés jusqu'ici pour m'attaquer, ne sont pas faits pour réussir ; ils le sont si peu que c'est par eux que je vous ai enchaîné & abattu. Vous connoissez aujourd'hui la foiblesse de vos moyens, vous connoissez la foiblesse de vos raisonnements, qui tous ont échoué contre *les faits, les expériences, les résultats*, dont vous avez jugé vous-même *par le rapport de vos sens extérieurs* : vous savez, que pour vous vaincre je n'ai eu besoin que de vous opposer à vous-même. Vous savez, que c'est dans votre propre arsenal que j'ai trouvé les armes nécessaires pour vous mettre hors de combat, & pour obtenir la palme de la victoire ; & c'est de votre main que je la reçois, avec bien de la reconnoissance. Adieu, Docteur, vous avez besoin de repos. Calmez sur-tout le courroux que vous cause votre défaite ; si vous êtes vaincu, n'en accusez que vous-même. Vous m'avez attaqué, il étoit naturel que je fisse usage d'une légitime défense ; il étoit naturel que je misse tous vos traits en poussiere, afin de vous mettre dans l'impuissance de revenir à la charge, & vous épargner une troisieme chûte ; la seconde est assez forte pour vous en souvenir. Et vous savez, Docteur, que les contusions morales sont terribles. Pour vous distraire, occupez-vous avec *M. l'abbé Tessier*, à résoudre les deux problêmes que je vous ai adressés le 11 Juin 1784, à la tête des *nouvelles expériences qui confirment celles qui ont été annoncées dans l'Antiméphitique* ; sur-tout, instruisez-moi, je vous prie, si vous avez trouvé le moyen de guérir radicalement les plus fortes contusions dans moins d'une heure. Une découverte d'une si petite conséquence vous sera fort aisée à faire. En attendant de recevoir de vos nouvelles, je finis cette lettre, en vous souhaitant autant de bien, autant de bonheur, que vous avez voulu me faire du mal. C'est dans ces sentiments inaltérables que j'ai l'honneur d'être,

JANIN, *Auteur de l'Antiméphitique.*

A Lyon, le 6 Octobre 1785.

Lu & approuvé, à Lyon, le 28 Octobre 1785.

VITET, *Méd.*

Vu l'approbation, permis d'imprimer, à Lyon, le 29 Octobre 1785.

BASSET.

A LYON, DE L'IMPRIMERIE DE LA VILLE. 1785.

www.ingramcontent.com/pod-product-compliance
Ingram Content Group UK Ltd.
Pitfield, Milton Keynes, MK11 3LW, UK
UKHW022143170726
13837UKWH00004B/1747

9 782329 233208